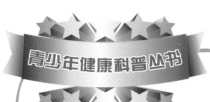
青少年健康科普丛书

# 青少年合理膳食

主编 韩志伟 张社芹 王朝霞

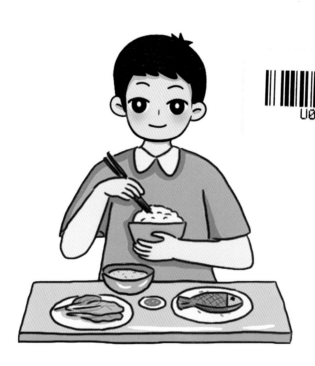

郑州大学出版社

图书在版编目（CIP）数据

青少年合理膳食 / 韩志伟，张社芹，王朝霞主编. -- 郑州：郑州大学出版社，2024.9

（青少年健康科普丛书）

ISBN 978-7-5773-0350-5

Ⅰ.①青⋯　Ⅱ.①韩⋯②张⋯③王⋯　Ⅲ.①青少年 - 膳食营养

Ⅳ.①R153.2

中国国家版本馆 CIP 数据核字（2024）第 094589 号

青少年合理膳食

QINGSHAONIAN HELI SHANSHI

| 策划编辑 | 祁小冬 | 封面设计 | 苏永生 |
| 责任编辑 | 崔　勇 | 版式设计 | 王　微 |
| 责任校对 | 刘永静 | 责任监制 | 李瑞卿 |

| 出版发行 | 郑州大学出版社 | 地　　址 | 郑州市大学路 40 号（450052） |
| 出 版 人 | 卢纪富 | 网　　址 | http://www.zzup.cn |
| 经　　销 | 全国新华书店 | 发行电话 | 0371-66966070 |
| 印　　刷 | 河南文华印务有限公司 | | |
| 开　　本 | 710 mm×1 010 mm　1 / 16 | | |
| 印　　张 | 5.25 | 字　　数 | 67 千字 |
| 版　　次 | 2024 年 9 月第 1 版 | 印　　次 | 2024 年 9 月第 1 次印刷 |
| 书　　号 | ISBN 978-7-5773-0350-5 | 定　　价 | 26.00 元 |

# 编委会

# 本书作者

主　编　韩志伟　河南省疾病预防控制中心

　　　　张社芹　濮阳市疾病预防控制中心

　　　　王朝霞　洛阳市中心医院

编　委　付鹏钰　河南省疾病预防控制中心

　　　　李海燕　濮阳市疾病预防控制中心

　　　　王　琼　濮阳市妇幼保健院

　　　　余亚英　河南大学第一附属医院

　　　　田俊梅　洛阳市中心医院

　　　　王文净　中国人民解放军联勤保障部队第 989 医院

　　　　赵永飞　洛阳市中心医院

　　　　金守杰　濮阳市妇幼保健院

　　　　张志豪　洛阳市中心医院

　　　　李　丽　洛阳市中心医院

# 前 言

少年智则国智，少年强则国强。青少年是祖国的未来，民族的希望。充足的营养是青少年智力和体格正常发育乃至一生健康的物质保障。让青少年重视健康，懂得营养，学会科学搭配食物，纠正饮食偏差行为，践行健康生活方式，是促使少年强胜、国家进步的重要措施。

青少年是指年龄在 12～18 周岁的人群，相当于初高中生。青少年时期是身体、心理和社会功能发展的关键时期。这一时期，同学们的身体外形变化明显，体内机能迅速健全，新陈代谢加快，日常饮食不仅要满足基本的生理需要，还要满足身体和智力快速生长发育的需要。能否适应并满足这种增长的需要，保持健康，取决于能量和各种营养素的供给是否充足，搭配是否合理。如果在饮食方面不注意这一时期的特殊需要，就会直接影响青少年的正常生长发育，甚至导致营养缺乏。

《中国居民营养与慢性病状况报告（2020 年）》显示，我国 6～17 岁儿童青少年超重肥胖率达到 19%，6～17 岁儿童青少年贫血率为 6.1%，钙、铁、维生素 A 等微量营养素不足或缺乏还普遍存在，大多数学生早餐营养质量不高，经常饮用含糖饮料、身体活动不足等问题比较常见。据中国儿童中心儿童营养与健康研究中心 2021 年 3 月发布的《中国儿童青少年饮食健康情况研究报告》，中小学生早餐营养质量不足的比例为 78%。营养质量差的早餐不仅影响儿童营养摄入和健康,还会影响儿童的学习、认知能力和体能。

因此,青少年要了解一些基本的营养知识,树立合理膳食的理念;要了解和认识食物,掌握一定的食物搭配、烹饪技巧,养成平衡膳食的行为习惯。

那么到底什么是营养?它们都藏在哪里?不同的营养素对健康有什么作用?如何吃好一日三餐促进健康成长?让我们一起来探究一下吧!

编者

2023 年 12 月

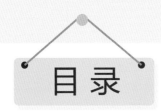

# 目 录

## 一　营养素初相识

1. 人体需要的营养素 …………………………………………… 1
2. 必需的能量 ………………………………………………… 2
3. 重要的蛋白质 ……………………………………………… 5
4. 喜忧参半的脂类 …………………………………………… 8
5. 大家族的碳水化合物 ……………………………………… 11
6. 新成员膳食纤维 …………………………………………… 14
7. 神奇的矿物质 ……………………………………………… 15
8. 多种多样的维生素 ………………………………………… 18
9. 必不可少的水 ……………………………………………… 21
10. 其他膳食成分 …………………………………………… 23

## 二　营养素巧相遇

1. 谷类、薯类及杂豆类 ……………………………………… 24
2. 蔬菜水果类 ………………………………………………… 27
3. 肉蛋奶类 …………………………………………………… 29
4. 大豆坚果类 ………………………………………………… 31
5. 油盐糖酒类 ………………………………………………… 33

## 三　营养素妙搭配

1. 平衡膳食准则 ……………………………………………… 37

2. 营养配餐技巧 ………………………………………… 39

3. 健康饮食行为 ………………………………………… 41

4. 合理选择零食 ………………………………………… 45

5. 运动促营养助成长 …………………………………… 52

## 四　食品安全知多少

1. 制作食物的要求 ……………………………………… 55

2. 存放食物的要求 ……………………………………… 56

3. 食品添加剂的使用 …………………………………… 57

4. 食品标签的作用 ……………………………………… 58

## 五　生活中的误区

1. 减肥不吃主食 ………………………………………… 60

2. 饮料牛奶代替水 ……………………………………… 61

3. 矿泉水比白开水好 …………………………………… 62

4. 水果代替蔬菜 ………………………………………… 62

5. 看广告选购食品 ……………………………………… 63

## 六　认识典型营养类疾病

1. 肥胖 …………………………………………………… 64

2. 贫血 …………………………………………………… 66

3. 钙缺乏症 ……………………………………………… 68

4. 营养不良 ……………………………………………… 69

参考文献 ……………………………………………………… 73

# 一 营养素初相识

## 1. 人体需要的营养素

我们的身体就像一台永不停歇的机器。维持身体这台机器的正常运转,需要不断地更新和修补,需要不断地摄取食物。食物中的营养素通过体内的消化系统被分解为身体需要的小分子物质,这些小分子物质经体内循环系统输送到各个组织器官和细胞,进而参与身体的更新与修补,同时体内循环系统将组织器官和细胞的代谢产物带到泌尿系统排出体外,这个过程叫作新陈代谢。

新陈代谢是一切生命活动的基本特征。

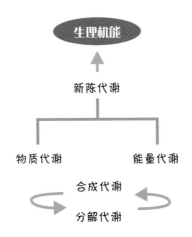

我们从食物中获得人体必需的营养素。营养素共有 7 大类,包括碳水化合物、脂类、蛋白质、矿物质、维生素、水、膳食纤维及其他膳食成分。每一类营养素又包括很多种,每一种都是我们生长发育必不可少的。

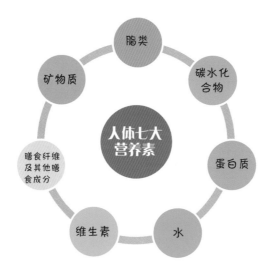

## 2. 必需的能量

能量是什么？看不见摸不着。生活中火柴燃烧过程中产生的光和热就是能量的一种呈现形式。在我们的所有生命活动中，能量是必不可少的，如心脏跳动、肌肉收缩、学习、劳动、思考等都需要能量，即使在睡眠的状态下也依然需要能量来维持最基本的功能。能量从哪里来呢？从食物中来。食物中的碳水化合 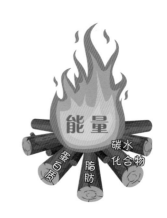 物、脂类、蛋白质这三类营养素在新陈代谢过程中产生能量，所以称它们为产能营养素。

能量怎么表示呢？有一首歌叫《燃烧你的卡路里》，"卡路里"代表的就是能量。国际统一的能量单位是焦耳，日常生活中我们经常使用千卡作为能量单位。1 千卡是指在 1 个标准大气压下 1 千克纯水由14.5 ℃升高到

15.5 ℃所消耗的能量;而 1 焦耳是指用 1 牛顿的力使物体在力作用的方向上移动 1 米所消耗的能量。学会换算,就能清楚地了解到我们每日从食物中摄入多少能量,学会正确判断食物的营养价值,学会选择最适合我们的食物。

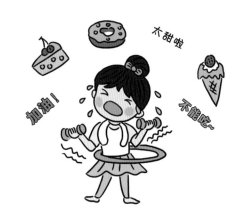

 **小贴士**

1 千卡 = 4.186 千焦　　1 千焦 = 0.239 千卡

1 克碳水化合物产生 16.81 千焦(约 4.0 千卡)能量

1 克脂肪产生 37.56 千焦(约 9.0 千卡)能量

1 克蛋白质产生 16.74 千焦(约 4.0 千卡)能量

三大营养素就像三根不同粗细的柴火,是不是谁产生的能量多就用谁来供能呢? 不一定! 等看完后边的内容,你就会作出科学判断。

保持能量平衡很重要! 能量从一种形式转化为另一种形式的过程中,总量既不增加也不减少,遵循能量守恒定律。我们身体的能量代谢也遵循这一普遍规律。

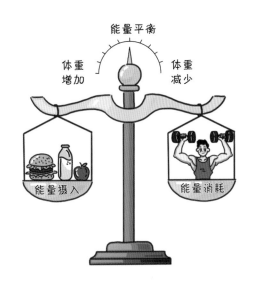

俗语说,人是铁,饭是钢,一顿不吃饿得慌。成年人的能量消耗主要用于维持基础代谢、体力活动和食物热效应(食物消化、吸收利用等过程中消耗的能量),而青少年还包括生长发育这一重要方面。如果提供的能量不够,会影响机体的正常运转及生长发育;如果每日摄入的能量超过了每日消耗的,就会在体内转变为脂肪储存起来,久而久之导致肥胖。

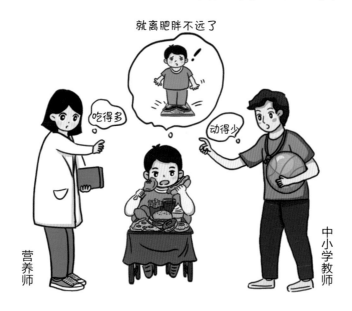

青少年的性别、身高、体重与运动量个体差异较大,需要的能量也不同,因此可以根据自身的能量需要量(EER)来调整主食量,从而满足个体的差异化。

12~17岁青少年轻体力活动的能量需要量(EER)

| 年龄 | 性别 | 能量需要量（千卡/日） |
|------|------|------|
| 12~14 岁 | 男 | 2300 |
| | 女 | 1950 |
| 15~17 岁 | 男 | 2600 |
| | 女 | 2100 |

## 3. 重要的蛋白质

　　蛋白质是营养界的"老大"。蛋白质一词源于希腊文,是"头等重要"的意思。蛋白质是人体中唯一含"氮"的营养素,是生命的物质基础。可以说,没有蛋白质就没有生命。

　　蛋白质是构成机体组织、器官的重要成分。从大脑到心脏,从皮肤到肌肉,人体内几乎不存在不含有蛋白质的组织和器官。

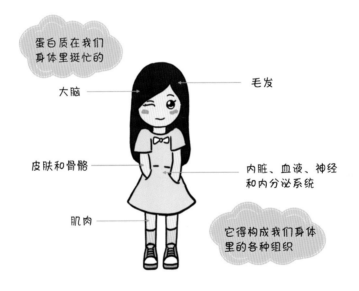

蛋白质在我们身体里挺忙的

大脑　　毛发

皮肤和骨骼　　内脏、血液、神经和内分泌系统

肌肉

它得构成我们身体里的各种组织

　　蛋白质是维持、调节身体正常生理活动的重要营养素,如维持机体免疫功能的免疫球蛋白、运送氧气的血红蛋白、催化物质代谢的酶蛋白以及各种激素;蛋白质还能够提供能量,但不到万不得已,机体是不会动用蛋白质来供能的,只因如此重要的营养素当作柴火棍烧掉太可惜了。

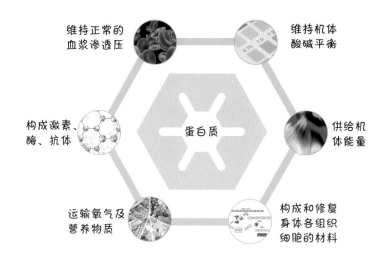

维持正常的血浆渗透压

维持机体酸碱平衡

构成激素、酶、抗体

蛋白质

供给机体能量

运输氧气及营养物质

构成和修复身体各组织细胞的材料

青少年时期是身体生长发育的关键期,蛋白质的摄入尤为重要。如果蛋白质缺乏,会引起生长滞缓、身体虚弱、消瘦无力、水肿,易感染其他疾病等。不要以为不缺吃喝就一定不会缺乏蛋白质,挑食、偏食、节食的人同样容易出现蛋白质缺乏。

蛋白质是个大家族,鸡蛋、牛奶、大米、面包等食物中含有不同的蛋白质。不管是动物蛋白还是植物蛋白,要想被人体吸收、利用,并发挥作用,就必须分解成更小的分子——氨基酸。氨基酸有 20 多种,按照不同的种类、形式组合后,再形成人体需要的不同类型的蛋白质,实现不同的功能。比如:美丽容颜需要的胶原蛋白,展现力量的肌肉蛋白,主宰物质代谢的各种酶蛋白等。那么,我们必须从食物中补充这 20 多种氨基酸吗?不是的。大部分的氨基酸是我们自身可以合成的,称为非必需氨基酸;而那些自身不能合成或合成量不能满足需要,必须从食物中摄取的氨基酸,称为必需氨基酸。

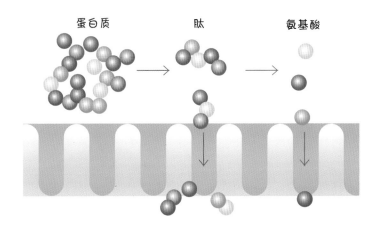

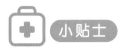 小贴士

9 种必需氨基酸：苯丙氨酸、蛋氨酸、赖氨酸、苏氨酸、色氨酸、亮氨酸、异亮氨酸、缬氨酸和组氨酸。

记忆密码：笨蛋来宿舍，晾一晾鞋！最后一种组氨酸，是婴儿必需氨基酸。

不同的食物提供不同种类的蛋白质。如果一种蛋白质的必需氨基酸含量、构成与人体蛋白质非常相似，它的营养价值就高，我们称它为优质蛋白，比如鸡蛋、牛奶、鱼肉等。一般来说动物蛋白质优于植物蛋白质。

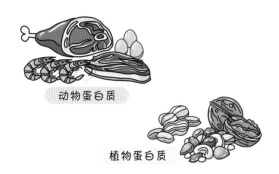

动物蛋白质

植物蛋白质

神奇的是,如果把不同种类的食物混合食用,比如米面与豆类或者米面、豆类与肉类一起食用,各蛋白质间会取长补短,营养价值和吸收率会显著提高,这充分体现蛋白质间的互补作用。由此可知,多种食物搭配吃比单纯吃一种的效果好,肉类、奶类和谷物类搭配效果会更好。

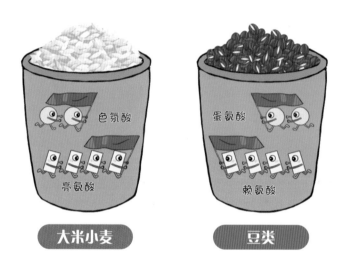

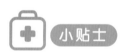 小贴士

**蛋白质互补作用**:两种或两种以上食物混合食用,不同的蛋白质所含有的不同必需氨基酸相互补充,达到较好的比例,能够提高蛋白质的利用率。

## 4.喜忧参半的脂类

一提到脂类,有的人就会想到肥肉,其实这种认识是非常片面的。在营养素的分类里,脂肪和类脂统称为脂类。脂肪主要来源于猪肉、牛肉、鸡肉等动物性食物,花生油、菜籽油、大豆油等食用油,瓜子、核桃、腰果等坚果类。类脂是与脂肪很类似的另一种物质,含量少但种类多,主要有卵磷脂、神经磷脂、脂蛋白和固醇类等。类脂不仅是人体膜结构和神经组织的重要组成成分,还参与机体代谢、生长发育等生理过程,对维持人体健康发挥着重要作用。

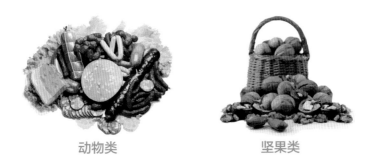

动物类　　　　　　　　　坚果类

我们重点了解一下脂肪吧。脂肪是由脂肪酸和甘油两种物质组成的。脂肪的家族里有很多成员,由组成脂肪的脂肪酸种类的不同而不同,就好比一个大家族里众多性格不一的兄弟姐妹。脂肪酸从结构形式上可分为饱和脂肪酸和不饱和脂肪酸,不饱和脂肪酸又可分为单不饱和脂肪酸和多不饱和脂肪酸。

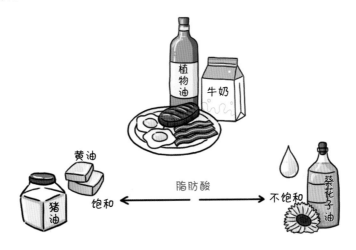

有必需氨基酸,同样也有必需脂肪酸。人体自身不能合成,必须由食物提供的两种必需脂肪酸为亚油酸和 α-亚麻酸。其中,α-亚麻酸对儿童的生长发育很重要,往往添加到奶粉、米粉等食物中。在婴幼儿食品广告或者包装上,我

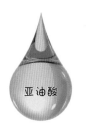
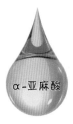

们常常会看到大大的 EPA 和 DHA 标志,它们就是二十碳五烯酸和二十二碳六烯酸的英文简称,它们和亚麻酸同属一个家族,都是 N-3 多不饱和脂肪酸。EPA 和 DHA 对儿童的成长发育很重要,所以往往添加到奶粉等食物中。

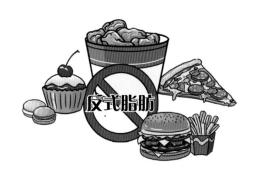

有没有听说过反式脂肪酸?这是一类坏脂肪酸,它是植物油经氢化人为制造出来的。为什么要制造呢?因为经过加工,植物油由液态变成了固态,性质更加稳定,使用更加方便,像用于蛋糕上的人造奶油就可以做出很多漂亮的造型。过量摄入反式脂肪酸会增加患心血管疾病的风险,目前食品标签上强制要求标注反式脂肪酸的含量。如果大家感兴趣,购物时不妨留意一下。不过反式脂肪酸有很多别名,如氢化植物油、人造奶油、植物奶油、麦淇淋(马淇淋)、奶精、植脂末、代可可脂等。添加反式脂肪酸的食品很多,尤其是大家喜欢的零食,所以一定要擦亮眼睛,尽量少吃含反式脂肪酸的食品。

脂肪有哪些功用呢?脂肪是产能最强的营养素,人体 20%~30% 的能量由脂肪提供,同时脂肪也是人体的能量仓库。当能量摄入过多时,能量转变

为脂肪储存起来;当机体能量不足时,脂肪又会被分解出来满足机体需求。脂肪还能促进脂溶性维生素 A、维生素 D、维生素 E、维生素 K 的吸收和利用。就像是负责运输的小船,若没有脂肪,这些脂溶性维生素就没有办法被吸收利用。皮下脂肪就像一件真皮大衣,既可以隔热,又可以保温,维持人体体温的正常和恒定;体内脂肪则可以保护人体内部的器官免受外力伤害、减少器官间的摩擦。比如心、肝、肾等器官周围的脂肪,就可以起到很好的保护、减震作用。

脂肪还有一些特殊的功用:让食物更好吃,让我们更容易饱。美味的食物通常是含有较多脂肪的,所以享受美味一定要适可而止,因为吃多了容易能量超标。

《中国居民膳食营养素参考摄入量》中推荐,我国儿童青少年膳食中脂肪提供的能量占每日摄入总能量的 20% ~ 30% 。如果脂肪摄入超过这个推荐量,就会引起肥胖、高脂血症等疾病,还会增加某些癌症的发病风险。

## 5. 大家族的碳水化合物

碳水化合物又称糖类,是最早被发现的营养素之一,是由碳、氢、氧三种元素组成的有机化合物,因其中氢和氧的比例恰好与水相同而得名。碳水化合物主要来源于粮谷类、薯类以及豆类等,也就是我们的主食。碳水化合物产能本领不如脂肪,和蛋白质相当,但由于它更容易获得,价格相对便宜,而且是大脑和心脏的主要能量来源,也是肌肉活动时的主要燃料,所以在膳食中占比最大,是人类最经济和最主要的能量来源。

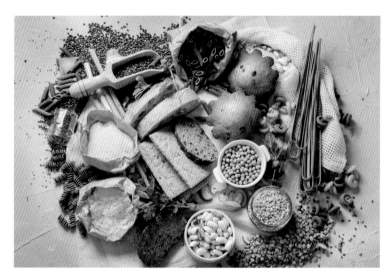

碳水化合物来源

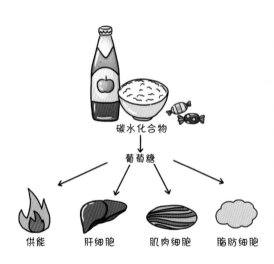

碳水化合物还是构成机体组织的重要成分,参与细胞的组成和多种活动。当摄入的碳水化合物够用时,就不需要动用宝贵的蛋白质来供能,即节约蛋白质的作用;碳水化合物能协助彻底分解脂肪,可以预防脂肪分解中产生对身体有害的物质——酮体,即抗生酮作用,减肥的人不吃主食是错误的选择;另外,碳水化合物代谢时产生的物质可以和细菌毒素、酒精等相结合,起到解毒的作用。

碳水化合物还具有调节血糖的作用,吃什么、吃多少、怎么吃都能影响血糖的变化。碳水化合物在体内被分解后,主要以葡萄糖的形式进入血液,并通过血液运送到全身。如果利用不完,则以糖原的形式被肝脏和肌肉储存起来,以备不时之需。如果碳水化合物太多,超出了肝脏和肌肉的储存能力,就会被转变成脂肪储存于体内(脂肪肝就是这么来的)。但是碳水化合物不足又会导致机体能量供给不足,血糖降低,头晕乏力,注意力不

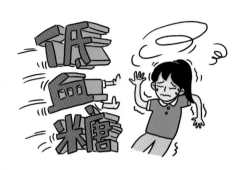

集中,情绪不稳定,干任何事都提不起精神;如果长期不吃主食或者吃得太少,机体就会动用宝贵的蛋白质来维持血糖稳定,得不偿失。

对于青少年来说,每日需要的能量在 1 700～2 600 千卡,其中碳水化合物提供的能量要占到 50%～65%。前面我们讲到 1 克碳水化合物大约能够产生 4 千卡能量,你来算一算自己每天应该吃多少碳水化合物呢?

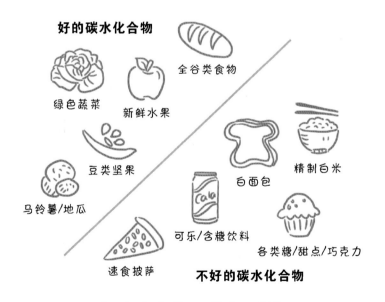

**好的碳水化合物**

绿色蔬菜　　新鲜水果　　全谷类食物

豆类坚果

马铃薯/地瓜

白面包　　精制白米

可乐/含糖饮料　　各类糖/甜点/巧克力

速食披萨　　**不好的碳水化合物**

## 吃对碳水化合物很重要

## 6.新成员膳食纤维

膳食纤维是碳水化合物的一种。之所以说它是新成员,是因为随着食品加工技术的进步和生活水平的提高,我们吃的食物越来越精细,膳食纤维摄入严重不足导致许多健康问题,所以需要重新认识一下它。

一说到膳食纤维,你是不是首先想到芹菜、韭菜?膳食纤维来源于植物性食物,但含量比较多的却是全谷类食物,比如粗加工后的小麦、大米、小米、燕麦等;精加工后,这些食物口感细腻变得好吃了,但是膳食纤维含量大大降低了。另外,蘑菇、木耳、苹果、梨等水果以及绿叶蔬菜中也含有大量的膳食纤维。

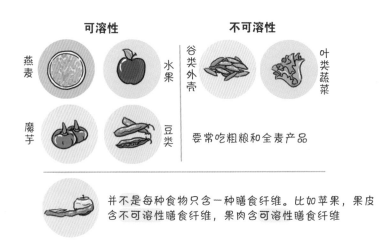

**膳食纤维的分类及来源**

膳食纤维不能被人体消化、吸收和利用,那膳食纤维有什么用呢?膳食纤维能够增加食物在口腔咀嚼的时间,促进肠蠕动,缩短粪便在肠道停留的时间,预防便秘和肠道肿瘤;膳食纤维能够让餐后血糖升得不那么快,对糖尿病患者有益;膳食纤维能够降低胆汁和胆固醇的浓度,预防胆石的形成;在我们的肠道中生活着数量以万亿计的肠道细菌,膳食纤维能够抑制有害菌,帮助益生菌,维持肠道菌群平衡,促进健康;另外,膳食纤维具有很强的吸水能力,能够增加饱腹感,有助于减肥等。

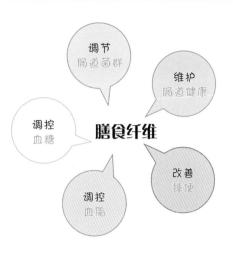

对于青少年来说,每天吃多少膳食纤维好呢?中国营养学会推荐12～14岁、15～17岁青少年每日膳食纤维适宜摄入量为20～25克和25～30克。

## 7.神奇的矿物质

人体需要的矿物质种类很多,根据其在体内含量的不同分为两大类:含量大于体重0.01%的被称为常量元素或宏量元素,有钙、磷、钠、钾、氯、镁、硫等;含量小于体重0.01%的称为微量元素,有铁、锌、碘、硒、铜、氟等。微量元素含量虽微,但其作用很大。

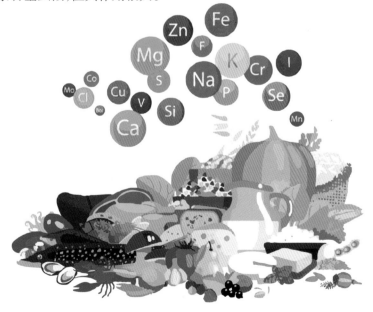

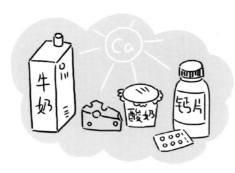

矿物质在构成人体结构、调节机体代谢、促进生长发育等方面起着特有的作用。青少年在成长过程中容易缺乏的矿物质主要是钙、铁和锌等。

钙是构成人体的重要组分，正常人体内含有 600~1 200 毫克的钙，其中 99.3% 集中于牙齿和骨骼。钙对生长发育和维持骨健康有着至关重要的作用。儿童青少年缺钙会导致生长发育迟缓、影响身高，成年人缺钙会引起骨质疏松，更容易引起骨折和外伤。奶和奶制品是钙的重要来源。另外，豆类、坚果类、可连骨吃的小鱼小虾及一些绿色蔬菜类也是钙的较好来源。

**12~17 岁青少年膳食钙推荐摄入量**

| 年龄 | 性别 | 钙每日推荐摄入量 |
| --- | --- | --- |
| 12~17 岁 | 男 | 1 000 毫克 |
| | 女 | |

在人体必需的微量元素中，铁是排在第一位的。其中，血红蛋白中铁的含量占总铁量的 60%~75%，主要参与氧的转运和利用。膳食铁的主要来源为动物肝脏、动物全血、畜禽肉类。饮食不合理会导致青少年缺铁性贫血的发生。

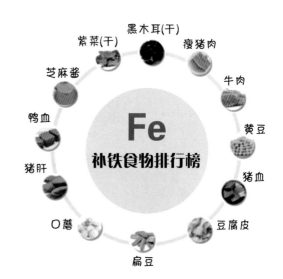

12～17 岁青少年膳食铁推荐摄入量

| 年龄 | 性别 | 铁每日推荐摄入量 |
|------|------|------------------|
| 12~17 岁 | 男 | 16 毫克 |
|  | 女 | 18 毫克 |

锌是促进青少年智力、生殖器官发育的营养素，缺锌会影响免疫力、出现痤疮等。锌主要来源于动物性食物，如贝壳类的海产品、红肉类、动物内脏等，蛋类、豆类、谷类胚芽、燕麦、花生也富含锌。

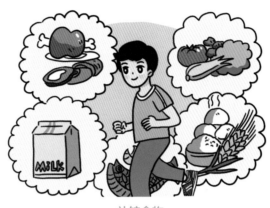

补锌食物

12～17 岁青少年膳食锌推荐摄入量

| 年龄 | 性别 | 锌每日推荐摄入量 |
|------|------|------------------|
| 12~14 岁 | 男 | 8.5 毫克 |
|  | 女 | 7.5 毫克 |
| 15~17 岁 | 男 | 11.5 毫克 |
|  | 女 | 8.0 毫克 |

但是矿物质多了也不行，比如我们体内的钠主要来源于含盐（NaCl）的食物，如果长期吃得太咸，成年后患高血压的风险会增加。

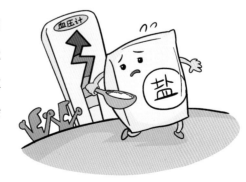

17

所有的矿物质都不能在我们体内自己生成,必须不断地从食物中补充。水中含有大量的矿物质,且容易被人体吸收,所以除了正常吃饭,还要经常喝水,水中隐藏的矿物质对我们的身体是很有帮助的。

## 8. 多种多样的维生素

维生素,维持生命之要素!

维生素种类众多,分为水溶性维生素和脂溶性维生素两大类。水溶性维生素可溶于水,有 B 族维生素(维生素 $B_1$、维生素 $B_2$、烟酸、维生素 $B_6$、叶酸、维生素 $B_{12}$、泛酸、生物素等)和维生素 C。脂溶性维生素不溶于水、溶于脂肪,有维生素 A、维生素 D、维生素 E 和维生素 K。

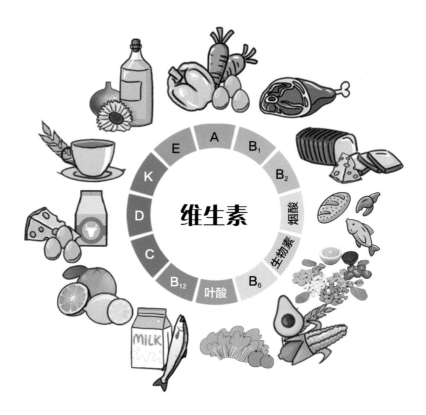

维生素不能提供能量,也不是机体组织的结构成分,需要量极少,但却在新陈代谢、生长发育等过程中起着关键性作用,是维持人体正常生命活动所必需的一类低分子有机化合物。

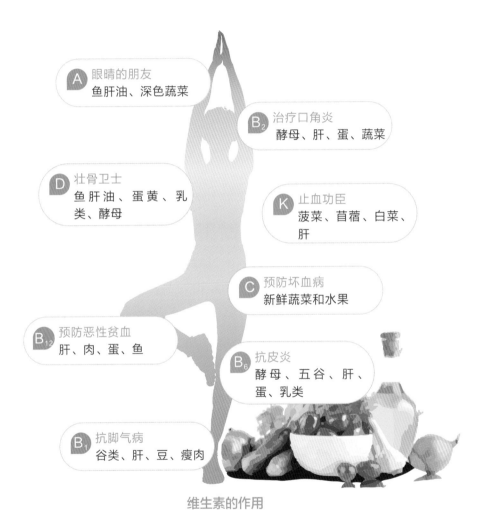

A 眼睛的朋友
鱼肝油、深色蔬菜

B₂ 治疗口角炎
酵母、肝、蛋、蔬菜

D 壮骨卫士
鱼肝油、蛋黄、乳类、酵母

K 止血功臣
菠菜、苜蓿、白菜、肝

C 预防坏血病
新鲜蔬菜和水果

B₁₂ 预防恶性贫血
肝、肉、蛋、鱼

B₆ 抗皮炎
酵母、五谷、肝、蛋、乳类

B₁ 抗脚气病
谷类、肝、豆、瘦肉

维生素的作用

人体不能合成维生素(维生素 D 除外),只能从天然食物中摄取,因此青少年要多吃蔬菜、水果。不宜盲目补充维生素制剂,一定要听从专业医生的建议,水溶性维生素吃多了,虽然能从尿中排出,但会干扰其他营养素的代谢;脂溶性维生素吃多了,排不出去会堆积在体内导致中毒。

根据《中国居民膳食营养素参考摄入量(2023 版)》,以 12～17 岁青少年为例,看一下一天需要的维生素摄入量。

维生素 A:主要来源于动物肝脏、鱼类、蛋黄、奶制品。青少年需要足够的维生素 A 来保护黏膜的完整性,维护视力的健康,增强身体的免疫功能。

12～17 岁青少年膳食维生素 A 推荐摄入量

| 年龄 | 性别 | 维生素A每日推荐摄入量 |
|---|---|---|
| 12~14 岁 | 男 | 780 微克(视黄醇当量) |
| | 女 | 730 微克(视黄醇当量) |
| 15~17 岁 | 男 | 810 微克(视黄醇当量) |
| | 女 | 670 微克(视黄醇当量) |

维生素 D:主要来源于鱼类和动物肝脏。可通过阳光的照射,促进维生素 D 的吸收与利用,又或是通过食用维生素 D 片剂补充。

12～17 岁青少年膳食维生素 D 推荐摄入量

| 年龄 | 性别 | 维生素D每日推荐摄入量 |
|---|---|---|
| 12~17 岁 | 男 | 10 微克 |
| | 女 | |

维生素 C：主要来源于新鲜的蔬菜与水果。因维生素 C 具有抗氧化的作用，可以还原被氧化的铁，因此对于营养性贫血具有改善与预防的作用。

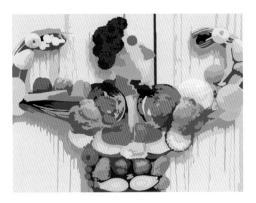

12～17 岁青少年膳食维生素 C 推荐摄入量

| 年龄 | 性别 | 维生素C每日推荐摄入量 |
| --- | --- | --- |
| 12~14 岁 | 男 | 95 毫克 |
| | 女 | |
| 15~17 岁 | 男 | 100 毫克 |
| | 女 | |

## 9. 必不可少的水

　　水很普通，却不平凡。对人的生命而言，断水比断食的威胁更为严重。研究表明，人若断食只饮水，尚可生存数周；但若断水，则只能生存数日。可见水对于生命的重要性。

　　俗语讲，人是水做的。12～17 岁男女生体内水分含量分别占体重的 52%～66% 和 49%～63%，血液中含水量更是在 80% 以上。水广泛分布在组织细胞内外，构成人体的内环境，是维持生命的重要物质基础。水的溶解力很强，水溶性的营养物质通过水的溶解才能被吸收，身体里的水也像河流一样，协助营养物质的运送和废物的排泄，保证新陈代谢的顺利进行。

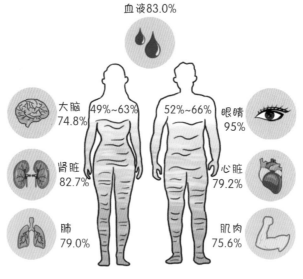

血液83.0%

大脑 49%~63% 52%~66% 眼睛
74.8%    95%

肾脏    心脏
82.7%    79.2%

肺    肌肉
79.0%    75.6%

水在人体中的含量

脂肪能够保温,那么谁来降温呢,水起到了这个作用。炎热的夏天,我们会流汗,汗水从皮肤的毛孔中排出,并带走了热量,维持体温的恒定。水还有润滑作用,对器官、关节、肌肉、组织能起到缓冲、润滑、保护的作用。想想如果人没有唾液、没有眼泪会多么痛苦。

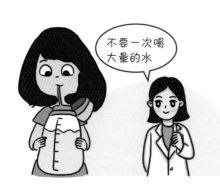

不要一次喝大量的水

因水喝得太少或者失水过多而造成的体内失水称为脱水。当感到口渴时你已是轻度脱水了,中度脱水时则会皮肤干燥、口唇干裂、声音嘶哑及全身软弱,重度脱水时会危及生命。所以要经常主动喝水,少量多次,不要等口渴了再喝,也不要一次喝得太多。

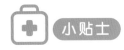

## 10. 其他膳食成分

其他膳食成分,指的是食物中所含的、多种营养素之外的物质。来源于动物性食物的其他膳食成分有牛磺酸、左旋肉碱、辅酶Q10等,来源于植物性食物的其他膳食成分有叶黄素、番茄红素、大豆异黄酮、花色苷和植物甾醇等,它们可是食物成分中的新贵,听名称就知道个个能力非凡。自20世纪50年代以来,大量研究发现,它们具有促进健康、降低慢性病风险的作用。

通过上面的学习,我们认识了身体需要的各类营养素,它们必须通过食物摄入来满足身体的需求。那么,这些营养素都藏在哪些食物里呢?

我们把平时吃的食物大致分为五大类:第一类为谷类、薯类及杂豆类;第二类为蔬菜水果类;第三类为肉蛋奶类,包括畜、禽、鱼、蛋、奶类;第四类为大豆坚果类;第五类为油盐糖酒类,如烹调油、食用糖和酒类。

不同食物的营养成分各不相同,人体对各种营养素的需要量也各不相同。所以,没有一种食物能够包含身体需要的全部营养,只有多种食物合理搭配,才能做到营养均衡。了解各类食物的营养价值有助于大家正确选择食物,也是科学搭配、平衡膳食的关键。

## 1.谷类、薯类及杂豆类

谷类食物主要包括小麦、大米、玉米、小米及高粱等,是我们中国传统膳食的主食,是能量的主要来源,也是 B 族维生素、矿物质和膳食纤维的重要食物来源。

什么是全谷物? 全谷物是指虽然经过了碾磨、粉碎、压片等处理,但仍然保留了完整谷粒所具备的胚乳、胚芽、麸皮及其天然营养成分的谷物,比如糙米。如果把小麦、玉米、稻米等谷类食物过度精加工,口感会更好,也能更好地消化吸收,但是 B 族维生素、矿物质和膳食纤维等营养素却大部分损失掉了。因此,在选择主食时,不能只吃精白米面,还应当把全谷物适量融入一日三餐中。例如:早餐吃燕麦粥、八宝粥、五谷豆浆等;午餐可以在白米中加入少量的糙米、燕麦、玉米粒等杂粮；晚餐可以在面粉中混入荞麦粉、玉米面，或者用全麦粉做馒头、面条或烙饼等。

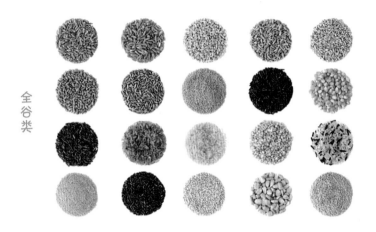

## 营养含量对比

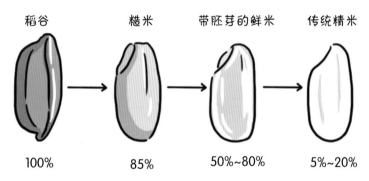

| 稻谷 | 糙米 | 带胚芽的鲜米 | 传统精米 |
| --- | --- | --- | --- |
| 100% | 85% | 50%~80% | 5%~20% |

一粒大米在不同加工过程中营养流失的过程

　　杂豆类食物有哪些？杂豆类包括红小豆、绿豆、豌豆、蚕豆、芸豆和花豆等，但不包括黄豆、黑豆、青豆，因为其富含蛋白质被归为大豆类，下面有专门的讲述。有些同学会因为这类食物质地较硬、口感粗糙而不喜欢吃。其实杂豆类是我们膳食的良好搭档，其脂肪含量低，B 族维生素含量比谷类高，且富含钙、磷、铁、钾、镁等矿物质，因为颗粒完整又富含膳食纤维。

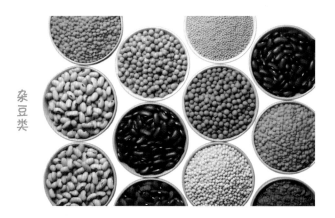

杂豆类

在日常饮食中,杂豆类既可以与米面搭配做主食,让主食远离单调,也可以做成豆馅,做豆沙包、八宝饭以及各种糕点等。绿豆发芽后营养成分增加,不但丰富了餐桌,还为我们的营养添砖加瓦。

薯类食物有哪些?薯类包括马铃薯(土豆)、山药、甘薯(红薯、山芋)、木薯等。它们是货真价实的低脂、高钾低钠的食物,富含纤维素和果胶等,可促进肠道蠕动,预防便秘。但是,薯类食物中加入盐、糖等调味料,经过油炸、烘焙等加工后,就变成了同学们爱吃的薯条、薯片等零食。这类零食往往高盐、高糖、高油,营养价值大打折扣,长期食用对健康不利。

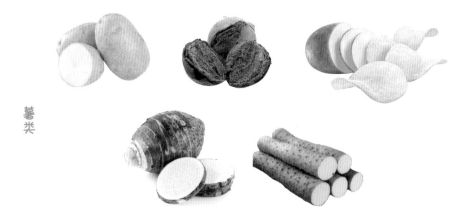

薯类

## 2.蔬菜水果类

蔬菜和水果种类繁多,富含人体所必需的维生素、矿物质,含水分和酶类较多,膳食纤维丰富,含碳水化合物、蛋白质和脂肪很少。蔬菜、水果中含有多种有机酸、芳香物质和色素等,所以色彩鲜艳、味道丰富、增进食欲、促进消化,对人体健康非常有益。

蔬菜及其制品的营养价值有哪些呢?

蔬菜按其结构和可食部位不同,分为叶菜类、根茎类、瓜茄类、鲜豆类、花芽类和菌藻类。新鲜蔬菜一般含水量为65%～95%,富含维生素、矿物质、膳食纤维(纤维素、半纤维素、果胶等)和植物化学物(多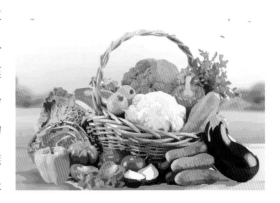酚类、萜类等)。大部分蔬菜中蛋白质、碳水化合物和脂肪含量比较低,所以能量也低。

不同种类的蔬菜其营养素含量差异较大。嫩茎、叶、花菜类蔬菜(如油菜、菠菜、西蓝花)富含 β-胡萝卜素、维生素 C、叶酸、矿物质。受光合作用影响,叶类蔬菜的维生素含量一般高于根茎类和瓜菜类。十字花科蔬菜(如甘蓝、菜花、卷心菜等)富含植物化学物如异硫氰酸盐;菌藻类(如口蘑、香菇、木耳、紫菜等)含蛋白质、多糖、β-胡萝卜素及铁、锌和硒等矿物质,海产菌藻类(如紫菜、海带)中还富含碘;莲藕、南瓜、山药等根茎类蔬菜中碳水化合物含量比较高,减肥的人可不能当菜吃。

根据颜色深浅,蔬菜可分为深色蔬菜和浅色蔬菜。深色蔬菜指深绿色、红色、橘红色和紫红色蔬菜,富含 β-胡萝卜素、叶绿素、叶黄素、番茄红素、花青素等。深色蔬菜中的芳香物质,赋予蔬菜丰富的色彩、风味和香气,有促进食欲的作用,并呈现一些特殊的生理活性。每天摄入深色蔬菜的量要占总摄入量的一半以上。

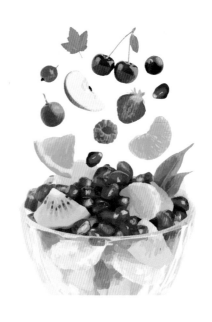

水果及其制品的营养价值很高。水果大部分可以直接食用、多汁且大多数有甜味。多数新鲜水果含水量为 85%～90%,含维生素 C、钾、镁和膳食纤维等营养素。一般而言,成熟水果所含的营养成分比未成熟的水果要高。水果种类很多,根据果实的形态和生理特征大致可分为五类:仁果类(内有籽)如苹果、梨等,核果类(内果皮形成硬核,包有一枚种子)如桃、李、枣等,浆果类如葡萄、草莓,柑橘类如橘子、橙子、沃柑、柚子等,瓜果类如西瓜、甜瓜、哈密瓜等。

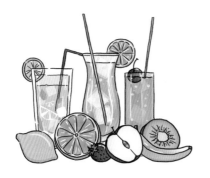

很多同学喜欢喝果汁,或者添加果汁的饮料,那么,请问,水果在加工成果汁的过程中,哪些营养素流失了? 为了增加口感,又添加了哪些成分?

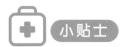小贴士

　　红色和黄色水果（芒果、柑橘、木瓜、山楂、沙棘、杏、刺梨）中β-胡萝卜素含量较高；枣类（鲜枣、酸枣）、柑橘类（橘、柑、橙、柚）和浆果类（猕猴桃、沙棘、黑加仑、草莓、刺梨）中维生素 C 含量较高；香蕉、枣、红果、龙眼等钾含量较高。

## 3. 肉蛋奶类

　　畜禽肉、鱼、蛋、奶均属于动物性食物。动物性食物富含优质蛋白质、脂类、脂溶性维生素、B 族维生素和钙、铁、碘等矿物质，还可加工成各种肉蛋奶制品和菜肴，是平衡膳食的重要组成部分。

　　畜肉：畜肉主要是指猪、牛、羊等牲畜的肌肉、内脏及其制品。畜肉的肌色较深，呈暗红色，故有"红肉"之称，俗称"四条腿的"。

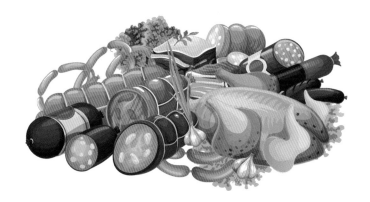

　　畜肉中蛋白质含量一般为 10%～20%，牛羊肉中蛋白质含量较高，猪肉较低。畜肉蛋白质氨基酸组成与人体需要比较接近，利用率高，还含有较多的赖氨酸，所以吃肉时和谷类食物搭配效果更好。另外，内脏中还含有丰富的维

生素 A 和 B 族维生素,尤其是肝脏中维生素 A 含量是瘦肉中的 100 多倍;在肝脏和血液中还含有丰富铁元素,主要以血红素铁形式存在,消化吸收率很高,是我们补铁的良好来源。

"四条腿的"畜肉中脂肪含量较高,尤其是猪肉,多以饱和脂肪酸为主,内脏中的胆固醇含量也比较高,脑中胆固醇含量最高,所以像猪大肠、羊脑等建议慎食。

禽肉:禽肉主要是指鸡、鸭、鹅等的肌肉、内脏及其制品,俗称"两条腿的"。其蛋白质含量比畜肉略高,脂肪含量比畜肉低;肝脏中含有丰富的维生素 A 和 B 族维生素,肝脏和血液中铁的含量十分丰富,但内脏中饱和脂肪酸和胆固醇含量较高,所以不宜多吃。

鱼虾蟹贝:水产品可分为鱼类、甲壳类和软体类。鱼类有海水鱼和淡水鱼之分,海水鱼又分为深海鱼和浅海鱼。我们常吃的水产动物是鱼、虾、蟹和贝类。此类食物富含优质蛋白质、脂类、维生素和矿物质。海水鱼含有较多的碘,牡蛎和扇贝含有较多的锌,河蚌和田螺含有较多的铁,虾类含有较多的钙等。

鱼类能提供人体需要的多不饱和脂肪酸如亚油酸、亚麻酸、二十碳五烯酸(EPA)和二十二碳六烯酸(DHA),而且海水鱼类中的含量比淡水鱼更高。

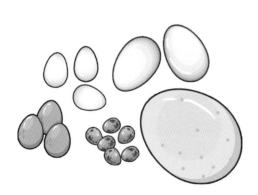

所以,有一句俗语,能吃"两条腿"的不吃"四条腿"的,能吃水里游的不吃地上跑的。

蛋类:我们常吃的是鸡蛋,其次是鸭蛋、鹅蛋、鹌鹑蛋、鸽子蛋等,营养成分大致相同。蛋类能够给我们提供优质的蛋白质,吸收利用率优于其他动物性蛋白质。蛋类中维生素含量丰富,种类较为齐全,包括所有的 B 族维生素、维生素 A、维生素 D、维生素 E、维生素 K;矿物质以磷、钙、铁、锌、硒为主。维生素和矿物质主要集中在蛋黄中,蛋黄中还含有较多磷脂和胆固醇,这些营养素对同学们来说非常重要,所以吃鸡蛋一定要吃全蛋。

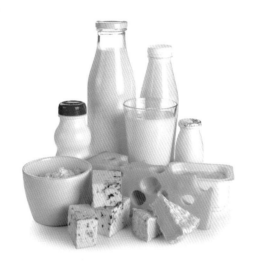

奶类:常见的奶源有牛奶、羊奶、马奶等,其中以牛奶的消费量最大。鲜奶经加工后可制成各种奶制品,市场上常见的如液态奶、奶粉、酸奶、奶酪和炼乳等。不同的奶制品有不同的风味,大家可以多品尝,丰富饮食种类。

奶类是一种营养成分丰富、组成比例适宜、易消化吸收、营养价值高的天然食品,能够提供蛋白质、脂肪、钙、维生素 $B_1$、维生素 $B_2$ 等。奶类中蛋白质的必需氨基酸比例符合人体需要,属于优质蛋白质;奶中的乳糖能促进铁、锌等矿物质的吸收;经过发酵的酸奶含有丰富的益生菌,乳糖、蛋白质和脂肪都有部分分解,更容易被人体消化吸收,是膳食中钙和蛋白质的良好来源,对人体健康益处良多。

## 4. 大豆坚果类

大豆及其制品:大豆是指黄豆、青豆和黑豆(杂豆类不属于大豆)。我国的大豆制品有上百种,通常分为非发酵豆制品和发酵豆制品两类。非发酵豆制品有豆浆、豆腐、豆腐干、豆腐丝、豆腐脑、豆腐皮、香干等,发酵豆制品有腐乳、豆豉、豆瓣酱等。

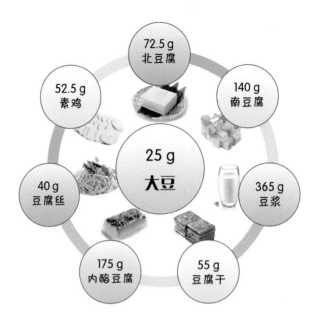

大豆不仅含有丰富的蛋白质、不饱和脂肪酸、钙、钾和维生素 E 等营养素,而且含有谷类食物中缺乏的赖氨酸,所以,如果每天吃饭时能有一点大豆或者豆制品,可以通过食物的蛋白质互补作用,提高食物的营养价值。大豆中脂肪含量为 15% ~ 20% ,其中不饱和脂肪酸约占 85% ,亚油酸高达 50% ,所以大豆油是饮食中很好的油类。大豆还含有大豆异黄酮、植物固醇、大豆皂苷等多种有益健康的成分。所以,豆制品是很好的肉类替代品,是素食人群最主要的蛋白质来源。

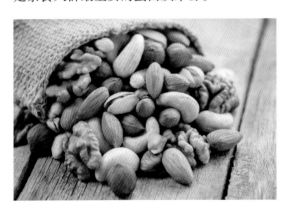

坚果:坚果按照来源分为树坚果类和果实种子类。常见坚果主要有核桃、扁桃仁、杏仁、板栗、腰果、开心果、松子、榛子、花生、葵花子、南瓜子等。

坚果富含脂肪和蛋白质,属于高能量食物。坚果还富含矿物质、维生素 E 和 B 族维生素。坚果中脂肪含量可达 40% 以上。大部分坚果中脂肪酸以单不饱和脂肪酸为主,核桃和松子中多不饱和脂肪酸含量较高,葵花子、西瓜子和南瓜子中的亚油酸含量较高,核桃是 α - 亚麻酸的良好来源,花生中烟酸含量较高。所以,花生油、葵花子油、核桃油等也是常见的生活用油。

## 5. 油盐糖酒类

油盐糖酒类包括烹调油、食盐、食用糖和酒类,主要提供能量。

烹调油:烹调油包括植物油和动物油。常见的植物油如大豆油、花生油、葵花子油、菜籽油、芝麻油、玉米油、橄榄油等,常见的动物油如猪油、牛油、羊油、奶油(黄油)、鱼油等。

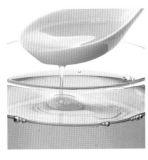 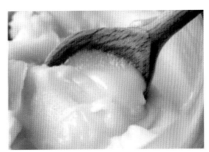

植物油　　　　　　　　　　　　　　猪油

动物油含有大量的饱和脂肪酸,不宜日常烹饪使用;植物油中不饱和脂肪酸含量相对较高。每人每天油的摄入量最好控制在 30 克以下,摄入过多对健康不利。

花生油中饱和脂肪酸和不饱和脂肪酸比例比较适宜,还富含人体需要的维生素 E,是日常使用最多的烹饪用油,而玉米油、葵花子油则富含亚油酸,橄榄油、茶油、菜籽油的单不饱和脂肪酸含量较高,胡麻油富含 α-亚麻酸。所以,各种植物油最好经常换着吃。

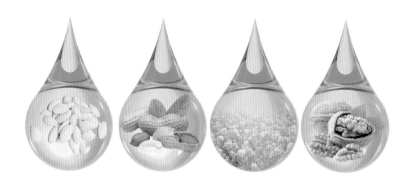

食盐:盐是烹饪、加工食物的主要调味品,但是盐摄入过多会增加高血压、脑卒中等疾病的发生风险。我国居民,尤其是北方人的口味比较重,盐的摄入量比较高,给健康带来隐患。《中国居民膳食指南(2022)》建议每人每天食盐的摄入量不超过 5 克。

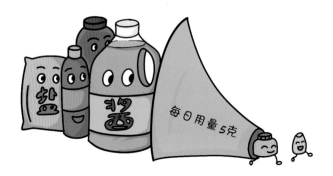

如何做到食盐减盐呢?一要从小培养清淡饮食的好习惯。向家长推荐 2 克的限盐勺,每餐按量放入菜肴,可以相对精准地控制盐量。二要少吃高盐食物。我们喜欢吃的零食,很多都是高盐的食物,比如薯片、辣条以及各种果脯。三要注意"隐形盐"。酱油、味精、鸡精、蚝油等调味品以及美味的辣椒酱、咸菜,都是含盐大户,尽量少用、少吃这些调味品。四要运用巧妙的烹饪方法。比如等菜快出锅时加盐或者等关火后加盐,这样既能少用盐,又能咸味不减,也可以用花椒、八角、葱姜蒜、醋等代替盐调味。

食用糖:"糖"是对单糖、双糖的统称。单糖包括葡萄糖、果糖和半乳糖等,双糖包括蔗糖、乳糖和麦芽糖等。单糖和双糖都自然存在于植物性食物中,如日常生活中的蔗糖主要从甘蔗和甜菜中提取。食品生产和制备过程中被添加到食品中的糖及糖浆被称为添加糖,包括白糖、红糖、玉米糖浆等,主要添加到饮料、果汁、甜点和糖果中。所以过量食用糖会导致能量超标。

中国居民膳食指南建议,青少年更要注意控制添加糖的摄入量,每日不超过50克,最好限制在25克以内。

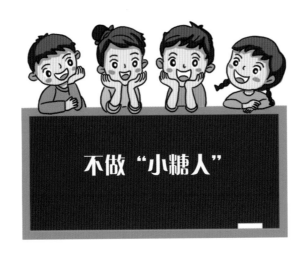

酒类:酒的主要成分是乙醇(酒精),酒饮料中的酒精含量称为"酒度"。酒包括白酒、红酒、葡萄酒、啤酒、果酒以及近年来流行的酒饮料。我国是世界上最早酿酒的国家之一,饮酒已成为日常生活的一种习俗。但是过量饮酒可引起胃、肝损伤,也是痛风、癌症和心脑血管疾病发生的重要危险因素;酒精会对胎儿发育带来不良后果,酗酒更会导致胎儿畸形。此外,过量饮酒还可能导致交通事故以及暴力行为的增加,对个人安全和社会安定都极其有害。因此,提倡不饮酒。儿童青少年正处在生长发育阶段,各脏器功能还不完善,此时饮酒对机体的损害尤为严重,所以,未成年人禁止饮酒。

# 三 营养素妙搭配

在日常饮食中如何搭配才能保证既营养均衡又好吃呢？同学们有没有在为肥胖苦恼？有没有因为营养不均衡而出现健康问题呢？接下来，让我们用简单、有趣、好学、好玩的方法把均衡营养的秘密告诉大家！

## 1. 平衡膳食准则

平衡膳食模式是在最大限度上保障人类营养需要和健康的基础，通过平衡膳食可以有效改变国民营养健康状况、预防和减少慢性病的发生、增强大众健康素质。中国营养学会发布了《中国学龄儿童膳食指南（2022）》，制定了中小学生平衡膳食五条准则。

准则一：主动参与食物选择和制作，提高营养素养；

准则二：吃好早餐，合理选择零食，培养健康饮食行为；

准则三：天天喝奶，足量饮水，不喝含糖饮料，禁止饮酒；

准则四：多户外活动，少视屏时间，每天60分钟以上中高强度身体活动；

准则五：定期监测体格发育，保持体重适宜增长。

为了直观显示不同年龄阶段平衡膳食的食物摄入量要求，食物之间合理的组合搭配，中国营养学会推出了不同年龄阶段的平衡膳食宝塔。

**11~13岁学龄儿童平衡膳食宝塔**

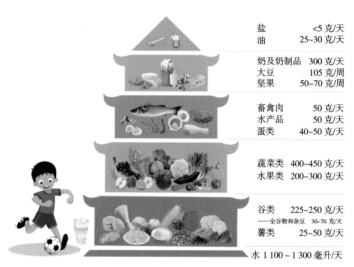

盐　　　　　　<5 克/天
油　　　　　　25~30 克/天

奶及奶制品　300 克/天
大豆　　　　105 克/周
坚果　　　　50~70 克/周

畜禽肉　　　50 克/天
水产品　　　50 克/天
蛋类　　　　40~50 克/天

蔬菜类　400~450 克/天
水果类　200~300 克/天

谷类　　225~250 克/天
——全谷物和杂豆　30~70 克/天
薯类　　25~50 克/天

水 1 100~1 300 毫升/天

**14~17岁学龄儿童平衡膳食宝塔**

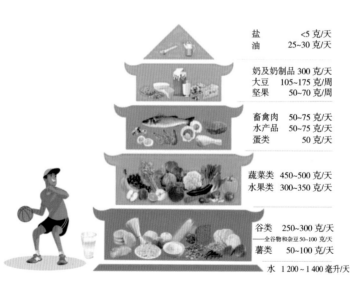

盐　　　　　　<5 克/天
油　　　　　　25~30 克/天

奶及奶制品 300 克/天
大豆　　　105~175 克/周
坚果　　　50~70 克/周

畜禽肉　　50~75 克/天
水产品　　50~75 克/天
蛋类　　　50 克/天

蔬菜类　450~500 克/天
水果类　300~350 克/天

谷类　　250~300 克/天
——全谷物和杂豆50~100 克/天
薯类　　50~100 克/天

水 1 200~1 400 毫升/天

## 2.营养配餐技巧

食物多样是平衡膳食模式的基本原则。为保证营养全面均衡,《中国居民膳食指南(2022)》建议平均每天要吃 12 种以上,每周 25 种以上的食物。

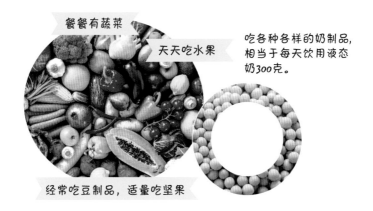

如何做到每天都能摄入《中国居民膳食指南(2022)》中推荐的食物种类呢? 如何短时间搭配出满足一天营养需求的一日三餐呢?

**第一种方法——平衡膳食餐盘。**

按照这个餐盘的色块比例,更加直观地分配一个人一餐的食物组合和大致比例。吃饭的时候,按照这个餐盘比例来选择食物,是不是很容易做到食物多样、均衡饮食了呢?

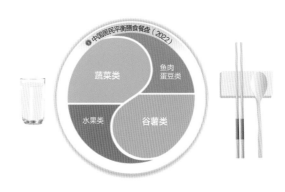

**第二种方法——五指法。**

用我们的五根手指分别代表五大类不同的食物种类,方便记忆简单操作,大家伸出手实践一下吧。

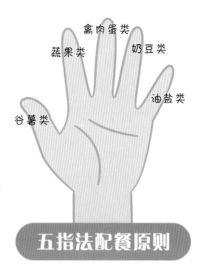

禽肉蛋类 蔬果类 奶豆类 油盐类 谷薯类

**五指法配餐原则**

大拇指:代表主食谷薯类。也就是我们平常吃的米饭、面条、馒头、粥等。主食搭配的原则是"粗细搭配",有细粮,也要有粗粮,不能总吃精米白面。

食指:代表蔬果类。蔬菜搭配的原则是多样化,可用各种颜色的蔬菜做搭配,深浅互补。比如:绿色的青菜,黄色的胡萝卜、柿椒、南瓜,红色的西红柿,紫色的橄榄菜、茄子等,争取做到"五颜六色"。

中指:代表禽肉蛋类。如牛肉、羊肉、鸡肉、鸭肉、猪肉、鱼类、海产类及蛋类等,每天要有。

无名指:代表奶豆类。各种奶和奶制品,黄豆、黑豆及豆腐、豆腐丝、腐竹等豆制品,花生、瓜子、腰果等坚果类,每天也要保证有。

小拇指:代表油盐类。每人每天油的摄入量在 25~30 克,大概吃饭用的勺子 2~3 勺;每人每天盐的摄入量要小于 5 克,不满一啤酒瓶盖。

通过五指法,我们学会了如何搭配一日三餐中的食物种类,那如何去量化一餐的具体数量呢?

**第三种方法——"三分法"。**

请伸出你的拳头和巴掌,用"三分法"搭配出每顿饭食物的大致数量吧。

每餐摄入量标准以自己拳头为参照物。主食量：一个拳头大小，粗细搭配；蔬菜量：双手能捧住，多多益善；蛋白质的量：一巴掌大小（肉类、蛋类、奶类、豆制品四选二或一）；水果：一个拳头大小；油脂：小于大拇指；餐餐必备！

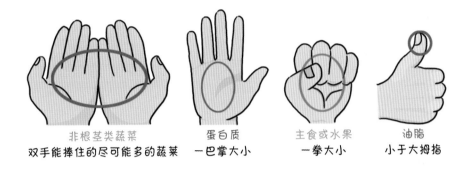

| 非根茎类蔬菜 | 蛋白质 | 主食或水果 | 油脂 |
| 双手能捧住的尽可能多的蔬菜 | 一巴掌大小 | 一拳大小 | 小于大拇指 |

看，这样的一餐就醒目地出现在我们面前了，是不是既简单又方便呢！

**家庭一日营养餐举例**

早餐：主食（包子、馒头、饼、粥）+拌菜+鸡蛋/豆浆/牛奶。

午餐/晚餐：主食（米饭、面条）+素菜+荤菜/豆制品。

加餐：水果/坚果、奶制品。

特别提醒：粗细搭配，咸甜适宜，少食多餐，每餐保持七八分饱即可。

同学们，是不是10分钟时间就学会了如何搭配营养餐和确定每日大致数量的技能？学以致用，我们要把这个简单的方法告诉家里人，如此简单又精心搭配的食物能够为我们提供充足的能量和必需的营养素，帮助全家开启健康新生活。

## 3. 健康饮食行为

你是否经常不吃早餐？你是否经常节食、挑食？你是否看见好吃的会暴饮暴食?这些都是不健康的饮食习惯,会导致营养缺乏或者营养过剩,影响生长发育,甚至悄悄带走你的健康!学龄期是建立健康信念、形成健康饮食行为的关键时期,此阶段养成健康饮食行为将受益终身。

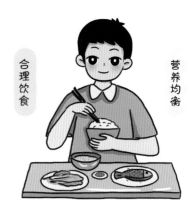

三餐要定时定量:一日三餐、定时定量、饮食规律是保证同学们健康成长的基本要求。一般情况下,应为每日三餐,两餐间隔4~6小时,不能用糕点、甜食取代主副食。早、中、晚餐提供的能量和营养素,应分别占总能量和全日推荐供给量的25%~30%、30%~40%、30%~40%为宜。同时,还应遵循"早吃好、午吃饱、晚吃少"的原则,午餐尽量丰盛一些,吃饱;晚餐应清淡、适量,以谷类和蔬菜食物为主,饭后一小时可吃些新鲜水果。由于晚饭后一般不会有很多的身体活动,即使是睡觉较晚的学生,也不宜吃过多的食物。

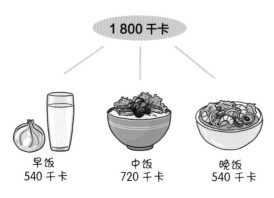

以一天1800千卡能量为例,早、中、晚三餐能量比为3:4:3。

保证吃好早餐:一顿营养充足的早餐应该包括谷类食物、动物性食物、奶及奶制品/豆制品和新鲜蔬菜、水果等4类食物。谷类食物,如米饭、馒头、包子、豆包、米粥、白薯粥、玉米粥、面条等。动物性食物,如鸡蛋(煮、蒸、炒均可)、猪肉、牛肉、羊肉、鸡肉等。奶及奶制品/豆制品,如牛奶、酸奶、奶酪、豆浆、豆腐、豆腐脑等。新鲜蔬菜、水果,如拌黄瓜、莴笋、西红柿、苹果、香蕉、桃等。

一顿早餐如果包含了上述 4 类食物则营养质量最好,包含 3 类食物为较好,2 类及以下则说明这顿早餐营养质量较差。

早餐食谱推荐例子一:

| | 食物名称 | 食物数量/质量（体积） | 热量/千卡 | 蛋白质/克 | 脂肪/克 | 碳水化合物/克 |
|---|---|---|---|---|---|---|
| 食谱一 | 挂面 | 1份/75 克 | 260 | 7.2 | 0.45 | 56.6 |
| | 西红柿 | 1个/154 克 | 28.4 | 1.34 | 0.03 | 5.22 |
| | 油麦菜 | 1份/100 克 | 12.15 | 1.13 | 0.32 | 1.2 |
| | 鸡蛋 | 1个/50 克 | 60 | 5.52 | 3.9 | 0.65 |
| | 酸奶 | 1杯/100 毫升 | 73.4 | 2.7 | 2.7 | 9.5 |
| | 核桃 | 1个/15 克 可食部分约6 克 | 38.76 | 0.9 | 3.53 | 0.58 |
| | 腰果 | 3~5颗/6 克 | 35.64 | 1.44 | 3.05 | 1.22 |
| | 烹调油 | 1份/3 克 | 27 | 0 | 3 | 0 |
| 实际值 | | | 535.35 | 20.23 | 16.98 | 74.97 |
| 参考值 | | | 540 | 13.5~27 | 12~18 | 67.5~83.7 |

早餐食谱推荐例子二:

| | 食物名称 | 食物数量/质量（体积） | 热量/千卡 | 蛋白质/克 | 脂肪/克 | 碳水化合物/克 |
|---|---|---|---|---|---|---|
| 食谱二 | 荞麦馒头 | 1个/80 克 | 174.4 | 6.1 | 1.13 | 37.22 |
| | 紫薯 | 1份/40 克 | 42.2 | 0.64 | 0.06 | 10.02 |
| | 鸡蛋 | 1个/60 克 | 72.04 | 6.63 | 4.70 | 0.78 |
| | 牛奶 | 1杯/250 毫升 | 170 | 8 | 10 | 12 |
| | 橘子 | 1个/120 克 | 38.3 | 0.72 | 0.36 | 8.12 |
| | 混合坚果 | 半包/18 克 | 87.59 | 2.14 | 7 | 4 |
| 实际值 | | | 584.53 | 24.23 | 23.25 | 72.14 |
| 参考值 | | | 540 | 13.5~27 | 12~18 | 67.5~83.7 |

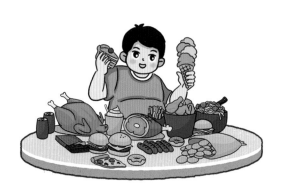

纠正不健康的饮食习惯:偏食挑食在青少年中比较普遍,有的同学还会盲目节食,这都会影响同学们的身体健康,甚至出现营养不良。暴饮暴食则会在短时间内摄入过多的食物,加重消化系统的负担,增加发生超重和肥胖的风险。青少年时期的超重和肥胖影响健康,而且容易延续到成年期,还会增加成年期患高血压、糖尿病等慢性病的风险。

对于营养不良学生的膳食安排,要在保证能量摄入充足的基础上,增加鱼、禽、蛋、瘦肉、豆制品等富含优质蛋白质食物的摄入,经常食用奶及奶制品,每天吃新鲜的蔬菜和水果;保证一日三餐,纠正偏食挑食和过度节食等不健康饮食行为,并保持适宜的身体活动。

对于已经超重和肥胖的学生,要通过合理膳食和积极的身体活动,在保证体重合理增长的基础上,控制总能量摄入,减少高脂肪、高能量食物的摄入,合理安排三餐,避免零食和含糖饮料,逐步增加运动频率和运动强度。

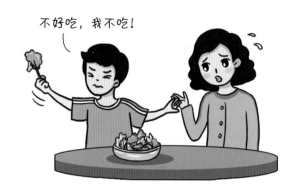

不好吃,我不吃!

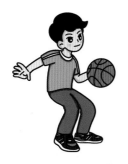
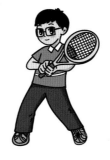
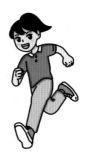

另外,在吃饭时,按照先吃蔬菜,再吃肉,最后吃主食的顺序,也会减少热量哦,大家可以试一试。

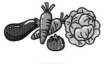

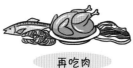
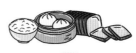

先吃蔬菜　　　　　再吃肉　　　　　最后吃主食

## 4. 合理选择零食

一提到零食和饮料,脑海里是不是五花八门的东西? 辣条、薯片、虾条、可乐、雪碧、柚子茶……合理地选择健康零食可以作为日常膳食的有益补充,起到画龙点睛的作用,但是如果经常摄入不健康的零食和饮料,则会给健康带来意想不到的不利影响。

什么是零食? 零食是指一日三餐以外吃的所有食物和饮料,不包括水。《中国儿童青少年零食指南(2018)》将零食分为三类,以绿色、黄色和橙色表示三个推荐级。

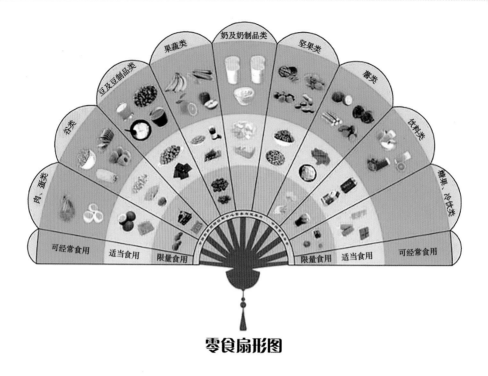

**零食扇形图**

可经常食用(绿色):每天都可以适当吃一点。这些食物包括牛奶、酸奶、豆浆、水煮蛋等奶、豆和蛋类;煮玉米、全麦面包、红薯、土豆等谷薯类;苹果、梨、柑橘等各类水果,以及西红柿、黄瓜等可生吃的蔬菜;花生、瓜子、核桃等坚果。每天只要不过多摄入而影响正餐就可以。

适当食用(黄色):每周可以食用2~3次。这些食物营养素含量相对丰富,但是含有一定的脂肪、添加糖或盐等。如奶酪、巧克力、水果干等。

限量食用(橙色):每周食用1次或者更少。这些食物营养素含量低,而糖、盐、脂肪的含量高,如糖果类、油炸类、薯片、含糖饮料、罐头水果、蜜饯类,以及其他添加各种食品添加剂的食物等。

零食种类的选择很关键。零食应该是合理膳食的组成部分,不应该仅仅从口味和喜好来选择,正确地添加零食是对正餐营养的补充。宜选择低油、低糖、低盐,新鲜天然的食物,例如奶类、蔬果、坚果类等,少喝含糖饮料,学会看标签。

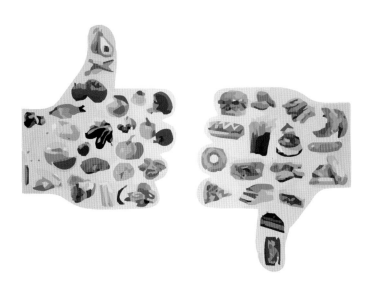

　　膨化食品和油炸小食品口味鲜美,很受同学们的喜欢,有的人更是经常吃。膨化食品是一类以谷物、薯类或豆类为主要原料,经焙烤、油炸或挤压等方式膨化而制成的,具有一定膨化度的酥脆食品。油炸小食品则是以面粉、米粉、豆类、蔬菜、水果、果仁为主要原料,按一定工艺配方,经油炸制成的各种小食品。膨化食品和油炸小食品虽然口味鲜美,但属于高油脂、高热量、低粗纤维的食品,经常食用会影响正常饮食,导致多种营养素得不到保障和供给,易出现营养不良。

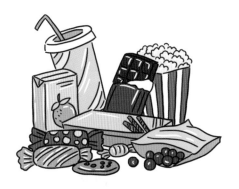

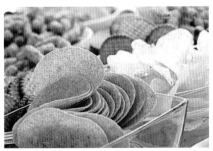

零食再好吃也要适量。根据《中国居民膳食营养素参考摄入量（2023版）》,在低强度运动时 15 岁女生一天推荐摄入的热量大约是 2 100 千卡,男生是 2 600 千卡。一般来说每日零食热量不超过一日能量的十分之一比较好,对于多数人来说也就是 200 千卡。

很多同学这时候会有疑问,200 千卡是多少呢?

200千卡=1碗大米饭=2个小笼包=1/2根油条

200千卡=2个蛋黄派=2个小面包=10块饼干

200千卡=200毫升牛奶=400毫升豆浆=350毫升乳酸饮料

200千卡= 芹菜3斤 = 西兰花1斤 = 胡萝卜1斤

零食什么时候吃? 最好放在两餐之间吃,作为饥饿时的补充,即上午十点和下午四点左右,晚上睡前两小时内最好不要吃零食。每天吃零食的次数不要超过 3 次,每次吃零食的量不宜过多,以不影响正餐的食欲和食量为原则。

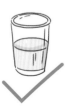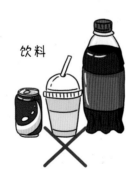

白开水　　饮料

饮料该如何选呢? 饮料五花八门,酸酸甜甜,同学们都喜欢喝,但是多数饮料都含有添加糖,过量饮用含糖饮料会增加患龋齿、肥胖等疾病的风险,建议不喝、少喝含糖饮料,更不能用含糖饮料替代水。

如果要喝饮料,一定要看包装上的营养成分表,选择碳水化合物或糖含量低的饮料;购买小包装饮料,一次不要喝太多;喝完含糖饮料后要注意口腔卫生,用清水漱口;可通过增加身体活动来消耗含糖饮料提供的能量,避免其转化成脂肪蓄积。

以一听含糖饮料(330 毫升)为例,其所含能量约为 150 千卡,一个 50 公斤体重的同学,需要跑步约 30 分钟或快步走 75 分钟,才能消耗掉这些能量。

同时,我们还要知道增加身体活动只能消耗部分能量,并不能完全消除含糖饮料带来的健康危害,这也是提倡少喝饮料的原因。另外,选购时应选择正规厂家生产的产品,不选无生产日期、无质量合格证及无生产厂家的"三无"产品。尽量不选择功能饮料,12 岁及以下儿童不喝浓茶、咖啡等含咖啡因的饮品。

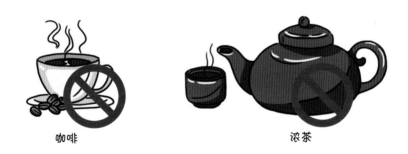

咖啡　　　　　　　　　　　　　　浓茶

要坚持每天足量饮水。建议 12 ~ 14 岁男生每天饮水 1 300 毫升,女生每天饮水 1 100 毫升;15 ~ 17 岁男生每天饮水 1 400 毫升,女生每天饮水 1 200 毫升;18 岁及以上男生每天饮水 1 700 毫升,女生每天饮水 1 500 毫升。夏季或活动量较大时要适当增加饮水量。饮水以白开水为最好,还要做到主动喝水、少量多次,感觉口渴已经是身体明显缺水的信号,不要等到口渴了再喝水。喝水可以在一天的任何时间中,每次约半杯或一杯,每次喝水 100～200 毫升,可早、晚各饮一杯水,其他时间里可以每 1～2 小时喝一杯水。睡眠时由于呼吸作用、隐性出汗和尿液分泌等,不知不觉会丢失水分,建议睡前喝一杯水。起床后虽无口渴感,但体内仍会因缺水而导致血液黏稠,喝水有助于增加循环血容量,降低血液黏度,建议早晨起床后空腹喝一杯水。进餐前不要大量饮水,否则会冲淡胃液,影响食物的消化吸收。

### 日饮水时间及饮水量建议

| 时间段 | 时间 | 杯 | 饮水量/毫升 | 建议饮水类型 |
|---|---|---|---|---|
| 起床后至早餐前 | 6:00—8:00 | 半杯至一杯水 | 100～200 | 白开水 |
| 早餐后至午餐前 | 8:00—10:00 | 半杯至一杯水 | 100～200 | 薄荷/柠檬水或白开水 |
| | 10:00—12:00 | 半杯至一杯水 | 100～200 | 薄荷/柠檬水或白开水 |
| 午餐 | 12:00—14:00 | 半杯至一杯水 | 100～200 | 白开水 |
| 午餐后及晚餐前 | 14:00—16:00 | 半杯至一杯水 | 100～200 | 薄荷/柠檬水 |
| | 16:00—18:00 | 半杯至一杯水 | 100～200 | 薄荷/柠檬水 |
| 晚餐 | 18:00—20:00 | 半杯至一杯水 | 100～200 | 白开水 |
| 睡前 | 20:00—22:00 | 半杯至一杯水 | 100～200 | 白开水 |

进行身体活动时,要注意身体活动前、中和后水分的摄入,可分别喝水 100 ~ 200 毫升,以保持良好的水合状态。当身体活动强度较大、时间较长时,需要根据机体排汗量等补充水分,并酌情补充电解质。

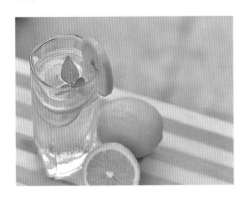

如果不喜欢喝没有味道的白开水,可以在水中加入 1 ~ 2 片新鲜柠檬片或 3 ~ 4 片薄荷叶等丰富水的色彩和味道,也可以自制一些传统饮品,如绿豆汤、酸梅汤等,不要加糖。

要坚持天天喝奶:奶制品营养全面、丰富,每天应摄入 300 毫升以上液体奶或相当量的奶制品。不同奶制品如鲜奶(杀菌乳)、常温奶(灭菌乳)、酸奶、奶粉或奶酪等的营养成分差别不大,

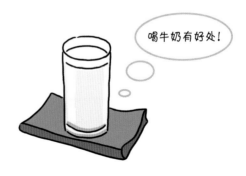

都可以选择,其中酸奶应选择添加糖少的,奶酪应选择含盐低的。有人一喝牛奶就拉肚子,是因为缺少一种分解乳糖的蛋白酶,这叫乳糖不耐受,可选择酸奶、奶酪或其他低乳糖产品。

任何时间都可以饮奶,如早餐一杯牛奶,午餐一杯酸奶,就可以达到一天至少 300 毫升的推荐量;对于睡觉比较晚的学生,可以在晚上 9 点左右喝一杯牛奶。另外,可以制作酸奶水果沙拉、奶酪蔬菜沙拉、燕麦牛奶粥、奶酪三明治等,增加每天奶类的食用量。

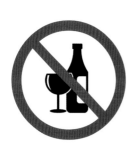

300 毫升牛奶＝300 毫升酸奶＝37.5 克奶粉＝30 克奶酪

*按照与鲜奶的蛋白质比折算

**禁止饮酒和含酒精饮料**:充分认识饮酒对生长发育和健康的危害,不尝试饮酒和饮用含酒精饮料。《中华人民共和国未成年人保护法》中规定禁止向未成年人销售酒,学校周边不得设置酒销售网点等。

# 5. 运动促营养助成长

会吃会动、能量平衡,每天进行充足的身体运动会带来意想不到的益处。首先,有规律的身体活动与减少静坐时间可促进身体的生长发育,提高机体协调能力、心肺功能、睡眠质量、学习效率,同时还可以降低成年以后慢性病的发病风险。

其次,经常进行户外活动,接受一定量的紫外线照射,有利于体内维生素 D 的合成,保证骨骼的健康发育,同时可以减缓近视的发生、发展,还能缓解紧张、郁闷、愤怒和痛苦等负面情绪,促进心理健康,让人变得阳光开朗,有益于学习和交往。

每天静坐时间不要超过 2 小时,要时常起来活动一下。长时间的静坐不动,如坐着看电视、玩电子游戏、使用电脑、阅读、打电话等会对健康产生不利的影响。如:易造成超重和肥胖,降低心肺系统功能;加速骨钙流失,降低骨密度,影响骨骼发育;不利于肠道蠕动,易造成便秘;导致眼睛疲劳,影响视力;等等。

那么青少年应该做什么运动?运动多久合适呢?活动有很多类型,不同的类型具有不同的锻炼效果。

有氧耐力运动:步行、骑车、慢跑、游泳、跳绳、跳舞、跳皮筋等。

肌肉力量训练:俯卧撑、引体向上、举重(小哑铃)等,但活动中要注意不能过度,防止受伤。

柔韧性练习:广播体操、韵律操、太极等。

出行往来的身体活动:上下学时,尽量步行或骑车,以提高身体活动水平。还要主动参与家务劳动,做力所能及的事。

活动要保证强度及时间,才能取得好的效果。每天应有累计至少60分钟的中等强度及以上活动,并且最好每周有3次,每次持续20分钟的高强度活动。

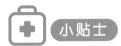 小贴士

要做到运动强度、形式以及部位的多样化,不要拘泥于一种运动方式。要注意运动姿势的正确性,以及不同强度身体活动之间的过渡环节。如运动前做好充分的准备活动,避免空腹运动,饭后1小时再进行运动,运动后注意补充水分。每天户外活动时间最好在2小时以上,要尽可能减少久坐少动和视屏时间,视屏时间每天不超过2小时,越少越好,保证充足的睡眠。

# 四　食品安全知多少

食品安全也是同学们需要关注的重要方面。我们不仅要吃得好、吃得有营养,还要吃得健康,吃得安全。

初中生小明放学路过一个烧烤摊,被烧烤的香气吸引了,买了5个碳烤生蚝。吃完后,回到家,不久感觉胃部不舒服,接着就上吐下泻,去了医院。后来,经医生临床诊断和实验室生化检查,确定为因误食不新鲜海鲜而引起的食物中毒。

夏季温度高,易于细菌的繁殖,饮食不当很容易引起食物中毒。另外,食用有毒的蘑菇、发酵的豆制品以及过期的蛋类制品和奶类制品等也会引起食物中毒;还有因食用有毒化学物质所引起的食物中毒,比如食用添加过多亚硝酸盐的卤肉、火腿肠,放置过久的饭菜,以及

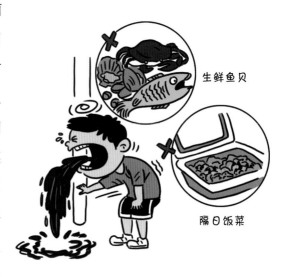

生鲜鱼贝

隔日饭菜

食用其他含过多食品添加剂的面包、蛋糕、腌制咸菜等;因食用有毒动物、植物食品引起的食物中毒,比如食用未经专业处理的河豚、苦杏仁、黄花菜等食物所引起的食物中毒。以上就是最常见的食物中毒种类。

54

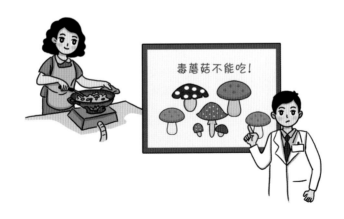

想要吃得安全放心,日常生活中需要做到哪些呢?

## 1. 制作食物的要求

首先要保持清洁。制作食物时、吃饭之前都要清洁双手。要用香皂或者洗手液洗手,再用流动的水冲洗干净;食物制备过程中,要清洗操作台面并保持餐厨用具的清洁;要防止蝇、鼠以及其他有害生物进入厨房污染食物。其次要生熟分开。生鲜肉类、禽类和海产类食物要与其他食物分开,因为这些食物往往容易携带细菌(沙门菌、金黄色葡萄球菌等)和寄生虫。如果刀具和案板混用、生熟食品混放,就会造成交叉污染,引起食物中毒。

加工处理生鲜食物要用单独的器具,如刀、案板和其他用具;生熟食物要用不同器皿分开存放,不要生熟混放。制作生鲜食物要完全煮熟。肉、禽、蛋类和海产品要完全煮熟;炖汤、炖菜要煮沸,食物中心温度至少应达到 70 ℃;剩菜剩饭不隔夜,再次加热要热透;炸、烤和烘制食物时不要时间过长、温度过高,以免产生丙烯酰胺等有害物质。

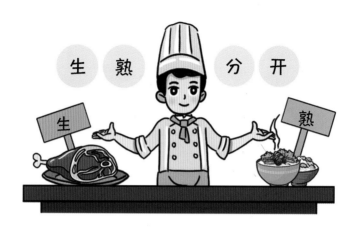

## 2. 存放食物的要求

食物要保存在安全温度下。熟食在室温下存放不要超过 2 小时;熟食和易腐败的食物应及时冷藏(最好在 5 ℃以下);热餐在食用前温度应保持在 60 ℃以上;冰箱不是保险箱,用不对也会变成"细菌室",即使是冷冻也不一定能杀死所有的细菌。食物不能在冰箱贮存过久。

**冰箱不是保险箱**
**超期储存危害大**

 ≠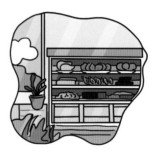

"食物分隔或独立包装更安全"

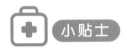

**小贴士**

当爸爸妈妈把饭菜做熟时,如果因为急着写作业来不及吃,尤其是夏天时,在室温下存放尽量不要超过2小时。因为存放时间过长,饭菜容易腐败变质,吃了以后可能引起肚子疼、呕吐、腹泻、发热等急性中毒情况。另外,放置时间过长,部分营养素可能氧化损失,使饭菜的营养价值下降。

保证水和食材安全:饮用符合安全标准的水;挑选新鲜和有益健康的食物;选择经过安全处理的食物,如巴氏消毒奶等;谨食生鲜动物肉,包括糟醉食品不宜常食、多食;要清洗水果和蔬菜,尤其在生吃前;不要食用超过保质期的食物。

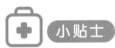

**小贴士**

食品安全做到"六不",不吃不洁瓜果、不吃过期食物、不吃腐败变质食物、不吃未经高温处理的饭菜、不吃无卫生保障的街头食品、不喝生水。

## 3. 食品添加剂的使用

不管是包装食品还是果汁饮料,配料表中有各种各样的添加剂,那么吃含食品添加剂的食品安全吗?

我国目前批准使用的合成食品添加剂,都是已经在两个以上的发达国家批准使用的。只要严格按照国家规定的品种和剂量使用食品添加剂,安全性是有保障的。买信誉好的正规厂家出售的有正规包装的食品,一般都是符合国家标准的,是可以放心食用的。

　　食品添加剂是现代才有的，以前我们爷爷辈吃的就没有？人类使用食品添加剂的历史十分久远，并不是现代才有的，只是以前没有统一的称呼而已，现在对食品添加剂有了更规范的管理。那时候点豆腐的卤水，现在叫凝固剂；那时候做馒头放的面碱，现在叫酸度调节剂或膨松剂。

　　正是这些最常见的食品添加剂，满足了食品加工和运输、存储过程中防腐、保鲜、改善食品性状和风味等需求，为生活带来便利。

## 4. 食品标签的作用

　　食品标签指预包装食品容器上的文字、图形、符号，以及一切说明物。食品标签就像是食品的身份证，必须标注产品名称、配料表、净含量、厂名、厂址、保质期、产品标准号等，方便消费者了解所购食品的重要信息。食品标签也是依法保护消费者合法权益的重要途径。

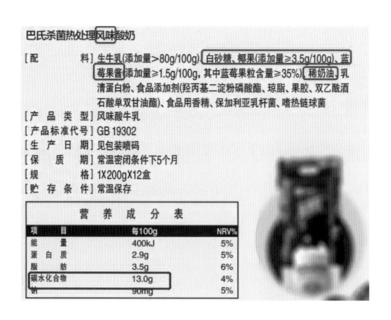

在购买包装食品时,一定要记得看食品标签,仔细查看生产日期、保质期,不买超过保质期的食品,不买标签不规范的食品;不盲目轻信广告,广告的宣传并不代表科学。

# 五 生活中的误区

## 1. 减肥不吃主食

主食除了我们日常吃的米饭、馒头、面条等谷类食物外,还包括全谷类、薯类及杂豆类食物,是碳水化合物、蛋白质、B族维生素和部分矿物质的良好来源,也是人体能量的最经济、最重要的来源,在保障青少年生长发育中发挥着极其重要的作用。

很多人认为吃富含碳水化合物的主食会引起肥胖,所以有些青少年为了减肥,保持身材,基本不吃主食或吃很少的主食,这种做法是错误的。大脑的能量主要由碳水化合物提供,长期不吃或者少吃主食,能量不足,容易出现注意力不集中、头晕、乏力、焦虑易怒和心悸等,对于学业繁重的青少年来说,很难达到良好的学习状态。

抵抗力下降　　记忆力减退　　皮肤衰老　　脱发

不吃主食减肥的危害

此外,正处在青春发育期的女孩子,要维持正常的月经周期也需要一定的能量、蛋白质和其他营养素的支持,如果不吃主食或吃很少的主食,机体就会将节省的营养物质供应给更重要的器官,下丘脑-垂体-卵巢这条生殖内分泌轴就会受到能量不足的影响,进而导致月经紊乱,甚至闭经。

因此,青少年为了应对繁重的学习压力,并满足身体发育所需的营养,一定要均衡饮食,避免盲目节食。超重或肥胖的青少年应通过合理的控制饮食,少吃高能量的食物(如糖果、奶茶、肥肉、油炸膨化食品等),同时增加户外体育锻炼,使能量摄入低于能量消耗,逐步减轻体重。

## 2.饮料牛奶代替水

牛奶是一种营养成分丰富、组成比例适宜、易消化吸收、营养价值高的天然食品,牛奶中蛋白质含量平均为3%,其必需氨基酸比例符合人体需要,属于优质蛋白质。牛奶中脂肪含量为3%~4%,以微脂肪球的形式存在。奶中的乳糖能促进钙、铁、锌等矿物质的吸收。牛奶中富含钙,是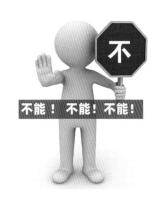膳食中最容易被吸收的钙的来源。我国居民膳食钙摄入一直处于较低水平,为了改善我国居民尤其是儿童青少年的营养和健康状况,建议每人每天奶类的摄入量为300毫升。

如果用牛奶代水,按一天喝1 000毫升牛奶计算,摄入的蛋白质就有30克,一般轻体力活动的成年人一天需要的蛋白质在70~75克,也就是说如果用牛奶代水喝,每天光从牛奶中摄入的蛋白质就将近一半。如果在喝奶的基础上,又过多地摄入高蛋白的食物,如瘦肉、鸡蛋、豆制品等,将会造成蛋白质摄入过量,加重肾脏负担,对健康极其不利。此外,牛奶中的乳脂成分也不少,喝太多的奶,也会出现能量摄入超标,引起肥胖。长期喝过量的牛奶(>500毫升),正餐也会受到影响,导致其他食物的摄入量减少,营养摄入不均衡,反而会阻碍正常的生长发育。

### 3. 矿泉水比白开水好

矿泉水与白开水的主要区别在于其中某种矿物质或微量元素的含量高,对特定人群有保健作用。饮用矿泉水应有针对性,缺什么补什么最好。例如,有缺锌症的饮用高锌矿泉水就会有益处。反之,如果不缺锌,饮食中的锌供给又很充足,就没有必要饮用这种矿泉水。矿物质和微量元素长期过多地沉积在机体,可能会引发某种疾病,最常见的就是肾结石。盲目认为矿泉水比白开水好,是一种误解。常年饮用矿泉水,将会对健康造成不利影响。而蒸馏水、纯净水、太空水等多数产品在除去水中工业污染物的同时,也将水中的矿物质和微量元素去除一大部分,长期饮用,会导致某些矿物质或微量元素摄入不足,对身体造成不良影响,对正处于生长发育期的儿童影响更大。所以喝水最好还是以白开水为主,安全、卫生、经济。

### 4. 水果代替蔬菜

新鲜蔬菜中富含维生素、矿物质、膳食纤维(纤维素、半纤维素、果胶等)和植物化学物;蔬菜是 β-胡萝卜素、维生素 C、叶酸、钙、镁、钾的良好来源。蔬菜的水分较多,新鲜蔬菜一般含水量为 65%~95%,能量较低,每 100 克低于 30 千卡。水果中通常含有较多的糖,包括果糖、葡萄

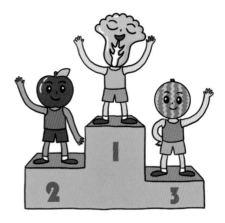

**水果能代替蔬菜吗?**

糖和蔗糖,其中碳水化合物较蔬菜高,在 5%～30% ,能量比蔬菜略高。蔬菜、水果品种很多,不同蔬果的营养价值相差很大。只有选择多种多样的蔬菜水果,相互搭配,才能做到食物多样,健康膳食。

尽管蔬菜和水果在营养成分和健康效应方面有很多相似之处,但它们是不同的食物种类,其营养价值各有特点。蔬菜品种远多于水果,而且蔬菜中的维生素、矿物质、膳食纤维比水果中丰富,深色蔬菜中含有的植物化学物也往往比水果更丰富。在膳食中,水果可以补充蔬菜摄入的不足,但不能代替蔬菜。

## 5.看广告选购食品

你是不是经常被电视里或者橱窗里制作精良、赏心悦目、极具诱惑力的食品广告吸引? 甚至迫不及待地想一尝为快? 很多同学经常按图索骥,跟着广告选购零食和饮料,这种做法是非常不科学的。

食品广告对人们关于食物营养相关知识、信念、态度和行为有着非常重要的影响,而食品广告以高脂肪、高糖、高能量食物居多,为了鼓励消费,广告内容往往传达不出完整的事实内

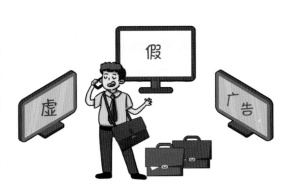

容,只是通过极具诱惑的感官刺激传达其中一部分信息,但对于这些食物摄入过量可能带来的健康风险却很少提及。俗话说,唱得好不如干得好,验证食品广告的好办法就是看食品标签。所以,同学们一定要擦亮慧眼,不被食品广告牵着鼻子走,运用学到的营养知识,科学合理选购食品。

# 六　认识典型营养类疾病

## 1. 肥胖

　　肥胖是指在遗传、环境因素相互作用下,因能量摄入超过能量消耗,导致体内脂肪堆积过多,从而危害健康的慢性代谢性疾病。大量科学研究证实,肥胖是导致高血压、糖尿病、骨关节病以及其他心脑血管疾病的危险因素。青少年肥胖多为单纯性肥胖,和生活方式转变、饮食习惯不健康、身体活动减少、静坐活动增加密切相关。

　　目前,国际上判定超重和肥胖的标准之一为 BMI 筛查法,即体重(千克)除以身高(米)的平方。对照我国青少年肥胖诊断标准,大家看一下自己的体重有没有超标,甚至进入到肥胖呢。

中国 12～18 岁青少年 BMI 超重与肥胖筛查标准

单位:千克/米$^2$

| 年龄/岁 | 男生 | | 女生 | |
|---|---|---|---|---|
| | 超重 | 肥胖 | 超重 | 肥胖 |
| 12.0～ | 20.7 | 24.1 | 21.5 | 23.9 |
| 12.5～ | 21.0 | 24.7 | 21.9 | 24.5 |
| 13.0～ | 21.4 | 25.2 | 22.2 | 25.0 |
| 13.5～ | 21.9 | 25.7 | 22.6 | 25.6 |
| 14.0～ | 22.3 | 26.1 | 22.8 | 25.9 |
| 14.5～ | 22.6 | 26.4 | 23.0 | 26.3 |
| 15.0～ | 22.9 | 26.6 | 23.2 | 26.6 |
| 15.5～ | 23.1 | 26.9 | 23.4 | 26.9 |

**续表**

| 年龄/岁 | 男生 | | 女生 | |
|---|---|---|---|---|
| | 超重 | 肥胖 | 超重 | 肥胖 |
| 16.0 ~ | 23.3 | 27.1 | 23.6 | 27.1 |
| 16.5 ~ | 23.5 | 27.4 | 23.7 | 27.4 |
| 17.0 ~ | 23.7 | 27.6 | 23.8 | 27.6 |
| 17.5 ~ | 23.8 | 27.8 | 23.9 | 27.8 |
| 18.0 ~ | 24.0 | 28.0 | 24.0 | 28.0 |

引自:《学龄儿童青少年超重与肥胖筛查》(WS/T 586—2018)

青少年肥胖主要表现为体重的增加,造成面部、腹部、四肢等脂肪的堆积。青春期的同学比较注意自己的形象,肥胖有可能导致自卑心理和孤僻内向性格的养成;肥胖会加重膝关节和踝关节的负担,造成膝内弯、脊柱损害、膝关节损害;肥胖所引起的高胆固醇和高脂肪酸会增加脂肪肝、高血压、糖尿病等慢性疾病的患病风险;过度肥胖有可能导致脑垂体后叶脂肪化,影响性激素和生长激素的分泌,导致青少年生长发育和性成熟受阻;体重的异常增加,咽颈部和肺部的脂肪也会聚集,上气道阻力增加,会增加呼吸系统负担,影响正常呼气吸气。肥胖除了会对青少年生理和心理造成不同程度的损害之外,也会影响青少年的逻辑能力、思维能力及记忆能力,造成逻辑能力和记忆能力的下降。

没有捷径,管住嘴迈开腿是预防和控制肥胖的主要办法。每天控制总能量摄入,推荐高蛋白、低脂肪、低碳水化合物的食物搭配。具体来说,多摄入低生糖的食物,比如用红薯、山药、玉米、荞麦、土豆等来代替馒头、面包等高生糖的食物;家庭食用油可以用橄榄油、茶籽油代替花生油和大豆油。多摄入蔬菜水果,减少猪肉摄入,适量吃鸡肉、鱼虾和鸡蛋、牛奶；喝白开水，杜绝一切碳酸饮料；坚持必要的体育运动。推荐的青少年运动方法包括周六周日爬山戏水、每日有氧慢跑 30 分钟以上，或者游泳、骑车等，开始时不宜选择难度大的体育运动，比如举重、快走、俯卧撑等，可以从每日有氧慢跑 30 分钟开始，一般选择晚饭后半个小时，渐渐过渡到游泳、骑车、登山，时间也逐步由原来的半小时过渡到 1 小时以上。

## 肥胖对儿童青少年健康的影响

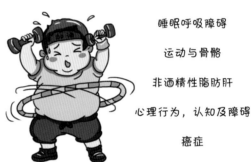

高血压
血脂异常
2 型糖尿病
代谢综合征
青春期发育迟缓
哮喘

睡眠呼吸障碍
运动与骨骼
非酒精性脂肪肝
心理行为，认知及障碍
癌症

## 2. 贫血

缺铁性贫血是青少年贫血的主要类型，主要表现为头晕、面色苍白、食欲不振、精神不振或疲乏倦怠、有气无力、头发稀疏而黄、记忆力下降等情况，长期严重贫血得不到纠正，有可能造成机体循环出现障碍、机体免疫力减弱、发育迟缓、智力低下等不同程度的影响。

青少年时期是人体生长发育需求的旺盛期，对铁的需求量远超成年人，而且这一时期随着青少年学习压力和运动能力的增加，机体铁元素的消耗量大于日常饮食摄入的量，加之许多学生出现饮食不合理，膳食结构易紊乱,很容易出现脂溶性维生素(维生素 A、维生素 D、维生素 E、维生素 K)和其他营养素摄入的不足,从而造成铁元素摄入的不足,并发展为慢性贫血。其次,青春期女性,月经来潮,也会伴随铁元素的流失。还有的青少年由于消化吸收功能欠佳,饮食不规律、喜食零食等很容易罹患消化系统疾病和胃肠道感染,长期下去会导致机体铁储存的减少。

青少年贫血最重要的是要做到早发现、早诊断、早治疗。饮食方面,要保证每日谷薯类(馒头、大米、粥)的摄入量充足,补充机体每日所需能量,可以搭配粗粮粥一起进食。蔬菜应选择深色蔬菜,比如韭菜、青椒、黄瓜、菠菜和芹菜等,并保持三餐均有,保证每日所需维生素 E 和维生素 C 的补充。除此之外,每天还需要进食含铁量丰富的食物,比如红色的瘦肉、猪肝、鱼虾等。肝脏类食物含铁量最为丰富,1 周进食 2~3 次即可。每天早晨还应进食鸡蛋 1 枚,早晚牛奶(250 毫升)各 1 盒,补充每日钙元素需要量,以促进机体铁的吸收。水果应选择富含维生素 C 的,比如苹果、橘子、猕猴桃、香橙、柠檬等,维生素 C 可以很好地促进铁元素的吸收。

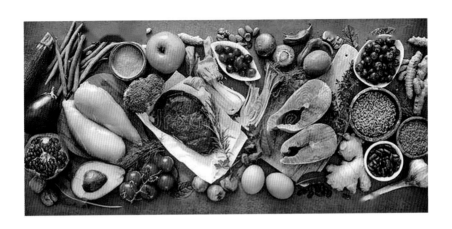

## 3.钙缺乏症

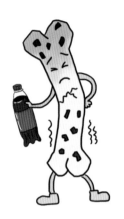

钙元素是人体含量最多的矿物质元素,绝大部分的钙分布于人体的骨骼和牙齿中。钙元素最主要的作用就是强化人体骨骼系统,通俗地讲,就是长个子。青少年时期是人体骨骼生长发育的关键时期,机体需要大量的钙元素来维持生长,但是由于很多同学日常膳食结构不合理,挑食偏食等,导致机体钙吸收的量不足或者机体消耗的钙量大于机体摄入的钙量。其次,很多青少年喜欢喝碳酸饮料。科学研究证实,碳酸饮料中的高磷酸很容易引起体内钙磷比例的失调,从而降低身体吸收钙的能力,导致青少年出现骨质疏松。另外,现在很多青少年饮食不规律,喜欢去校外流动摊贩处饮食,这些食物中调味品过多,含盐量比较大,会造成骨骼中钙的流失。在平日青少年饮食中,奶类和豆类以及鱼虾类食物量远远不够,造成了钙元素摄入的不足。

## 做到以下几点可以远离骨质疏松

均衡饮食

适量运动

平均每天至少
日照20分钟

不吸烟、不喝酒

定期体检

如果缺钙,很容易造成体格发育迟缓,身高体重低于同龄青少年,牙齿发育不良、记忆力减退、学习能力下降、性情冷漠孤僻、疲乏倦怠、骨质疏松、机体运动能力下降、腰膝酸软等;同时,钙元素作为机体组织重要的凝血元素,缺钙容易引起组织伤口的血液不凝现象。

有什么办法可以及时补充钙元素呢？对于青少年钙缺乏的治疗，首先要查找原因，改变不健康的饮食习惯；其次要饮食补钙。比如：经常摄入奶类、豆类、鱼虾类、蛋类等食物，牛奶要做到一天饮用 300 ~ 500 毫升，每天确保 1 ~ 2 个鸡蛋。多吃青菜，青菜富含维生素 C，可以促进钙的吸收。比如，西红柿炒鸡蛋、豆腐炖鱼、芝麻酱拌青菜、水煮虾和紫菜蛋花汤等，是很好的补钙菜肴。另外，也可以到医院，经过医生诊疗，补充钙片或钙制剂。

## 4.营养不良

一说到营养不良，你是不是马上联想到消瘦？其实营养不良是指由于营养不足、疾病等造成的少年儿童生长发育水平显著低于同性别同年龄人群的一种疾病。消瘦是最直观的一种认知，我们就从消瘦入手，了解一下营养不良的原因以及如何判断和如何纠正吧。

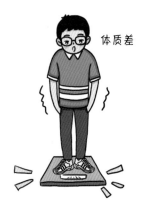

所谓的青少年消瘦，就是指由于先天性的疾病或者近期因蛋白质、能量、脂肪、维生素等摄入不足而造成的肌肉和脂肪严重消耗，临床上可表现为体重下降明显、生长发育迟缓、身高体重低于同龄青少年、毛发稀疏干枯、肌肉瘦弱、皮肤松弛、食欲下降、情绪焦虑、淡漠等，临床生化检查可表现为贫血指征。我国现行的青少年消瘦诊断标准依据是国家卫生和计划生育委员会 2014 年 12 月 15 日起实施的《学龄儿童青少年营养不良筛查》( WS/T 456—2014 )，具体标准见下表，大家可以对照标准，看看自己体重是否在正常范围内。

中国 12～18 岁青少年 BMI 营养不良筛查标准

单位:千克/米$^2$

| 年龄/岁 | 男生 | | 女生 | |
| --- | --- | --- | --- | --- |
| | 中重度消瘦 | 轻度消瘦 | 中重度消瘦 | 轻度消瘦 |
| 12.0～ | ≤14.4 | 14.5～15.4 | ≤14.1 | 14.2～14.7 |
| 12.5～ | ≤14.5 | 14.6～15.6 | ≤14.3 | 14.4～14.9 |
| 13.0～ | ≤14.8 | 14.9～15.9 | ≤14.6 | 14.7～15.3 |
| 13.5～ | ≤15.0 | 15.1～16.1 | ≤14.9 | 15.0～15.6 |
| 14.0～ | ≤15.3 | 15.4～16.4 | ≤15.3 | 15.4～16.0 |
| 14.5～ | ≤15.5 | 15.6～16.7 | ≤15.7 | 15.8～16.3 |
| 15.0～ | ≤15.8 | 15.9～16.9 | ≤16.0 | 16.1～16.6 |
| 15.5～ | ≤16.0 | 16.1～17.0 | ≤16.2 | 16.3～16.8 |
| 16.0～ | ≤16.2 | 16.3～17.3 | ≤16.4 | 16.5～17.0 |
| 16.5～ | ≤16.4 | 16.5～17.5 | ≤16.5 | 16.6～17.1 |
| 17.0～ | ≤16.6 | 16.7～17.7 | ≤16.6 | 16.7～17.2 |
| 17.5～18.0 | ≤16.8 | 16.9～17.9 | ≤16.7 | 16.8～17.3 |

　　青少年消瘦分为继发性消瘦和单纯性消瘦。继发性消瘦就是由于各种慢性疾患(慢性肝脏疾病、肿瘤、糖尿病、十二指肠溃疡、慢性胃炎等)所造成的摄入食物减少、机体消耗增多并引起的脂肪和肌肉消耗;而单纯性消瘦主要是由于青少年个人生活方式不规律、偏食、缺乏体育运动锻炼、喜食各种垃圾食品而造成的维生素、蛋白质、脂肪等摄入不足而不能满足机体旺盛的生长需要导致,这是造成青少年消瘦的主要原因。有的同学,特别是女生,片面最求"体形美",过度追求"苗条"而盲目节食所致。

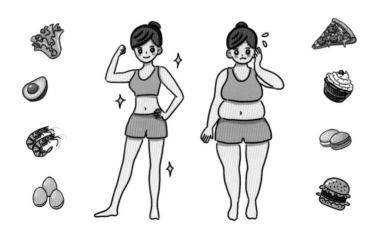

　　青少年消瘦往往会伴随营养摄入不均衡,而且青少年消瘦者基础代谢率较同龄青少年低,胃肠消化功能减弱,胃酸分泌减少,因此对铁元素以及维生素 $B_{12}$、维生素 $B_6$ 等"造血维生素"吸收减少,长此以往,会造成青少年贫血现象的发生。另外,青少年过于消瘦的体重还会导致对维生素 D 和钙元素的吸收减弱,无法维持正常的骨骼密度,从而发生骨质疏松、脆性增大而较易发生骨折;其他的危害比如使青少年头发失去光泽、易脱落,记忆力减退等。

"瘦"也是"疒"字头的

饮食治疗和运动干预仍然为预防青少年消瘦的主要措施。首先，应积极纠正挑食、偏食等不良饮食习惯，女生要避免因过度注重形象而刻意节食导致的营养不良；饮食干预方面，在每日膳食中增加优质蛋白质、脂肪以及维生素 A、维生素 D、钙、铁、锌等营养素的功能比例。

在做到顿顿有新鲜蔬菜的前提下，注意添加鱼虾、禽蛋、豆制品类，水果可以优先选用香蕉、猕猴桃、香橙、苹果、葡萄等，这些水果富含维生素 C 可以更好地促进蛋白质、脂肪、钙、铁、锌和其他营养物质的吸收；牛奶一天 300 ~ 500 毫升，肉类优先选用猪肉、羊肉和牛肉，烹饪方式优先选择炖煮等，进食时汤汁同时饮用，或者选择和其他蔬菜一同炒制。

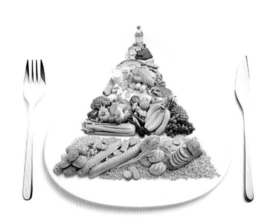

体育锻炼也很必要，比如说每天坚持慢跑、跳操、打球、举哑铃等，可以增强肌肉运动力量和骨骼的强韧性，修正体态，使身体更加挺拔健美。

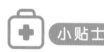 小贴士

营养不良是指人体能量和/或营养摄入不足、过量或不平衡。营养不良包括营养不足，如发育不良（年龄别身高偏低）、消瘦（身高别体重偏低）、体重不足（年龄别体重偏低），微量营养素缺乏或不足，如缺乏重要的维生素和矿物质，以及超重、肥胖和饮食相关的非传染性疾病（如心脏病、脑卒中、糖尿病和癌症）。

# 参考文献

［1］中国营养学会.中国居民膳食指南:2022［M］.北京:人民卫生出版社,2022.

［2］中国营养学会.中国学龄儿童膳食指南:2022［M］.北京:人民卫生出版社, 2022.

［3］孙长颢.营养与食品卫生学［M］.8 版.北京:人民卫生出版社, 2017.

［4］陶芳标.儿童少年卫生学［M］.8 版.北京:人民卫生出版社, 2017.

［5］杨月欣,葛可佑.中国营养科学全书［M］.2 版.北京:人民卫生出版社,2019.

［6］中国营养学会.中国居民膳食营养素参考摄入量:2023 版［M］.北京:人民卫生出版社, 2023.

［7］胡小琪,范轶欧,郝利楠,等.我国 7 城市中小学生早餐行为的调查［J］.营养学报,2010,32（1）:39-42,46.

［8］蒋冰玉,卢文辉.简述青少年青春期健康营养的重要性［J］.湖南中医杂志,2013,29（1）:118,150.

［9］靳建鸣.考生营养指南［J］.食品与健康,2008（6）:26-27.

［10］刘敏,李玉华.女性特殊生理期的运动与营养需求［J］.体育科技,2013,34（2）:70-72.